頸椎病的自我療癒

竹谷內式

肩頸伸展操

竹谷內醫院院長
竹谷內康修 著

前言

各種折磨現代人的肩頸、手臂疼痛問題……

讓現代人備受折磨的「肩頸僵硬」

日本厚生勞動省定期調查現代日本人平時有哪些身體不適，最新的調查結果顯示「腰痛」為日本人最常見的身體毛病，其次為「肩頸僵硬」（出自2016年國民生活基礎調查）。

若分別看男性及女性的調查結果，「肩頸僵硬」在女性當中位居第一，而在男性中位居第二；以男女總計人數來看，每1000人就有174・5人有肩頸僵硬問題；再以日本的總人口數來換算，相當於2200萬名的日本人都有肩頸僵硬的問題。肩頸僵硬與腰痛堪稱是日本數一數二的「國民病」。

若各位是希望解決頸部疼痛的問題而翻開本書，可能會疑惑為什麼要先談肩頸僵硬。其實，肩頸僵硬與頸部疼痛有著密不可分的關係。

肩頸僵硬的根本在於「肩頸的肌肉過度收縮」。肩頸的肌肉會一同收縮，合力支撐沉重的頭部。

只是，一旦由於姿勢不良等因素導致這兩個部位的肌肉過度收縮，或長時間維持肌肉收縮的狀態，就會出現所謂的肩頸痠痛、頸部疼痛、肩膀疼痛等症狀。

肩頸僵硬會形成「頸椎病」

還有一點更麻煩——要是放著肩頸僵硬的問題不管，最後頸椎的骨頭或軟骨就會變形並且進一步影響神經，導致肩頸的疼痛問題惡化或引起嚴重的手臂麻木等症狀（詳細來說有：四肢麻木、內臟機能低下等等）。嚴重，更可能必須進行手術。身體出現這一連串源於肩頸僵硬的症狀，就是所謂的「頸椎病」。

頸椎病在醫學上並沒有明確的定義，所以其實也可以將肩頸僵硬視為「頸椎病的初期階段」。

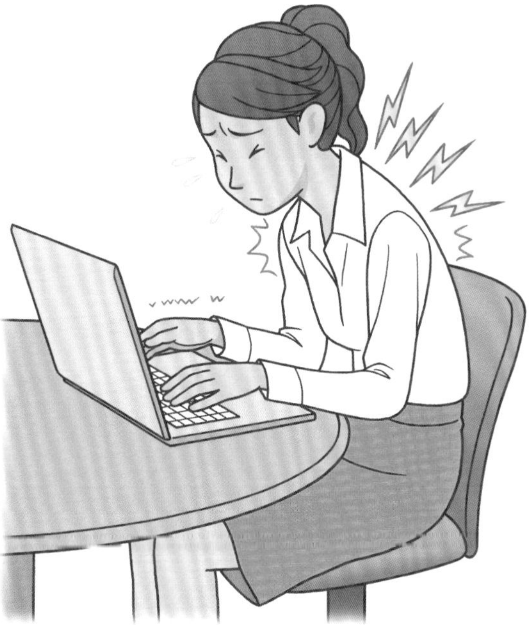

希望各位不要小看肩頸僵硬的問題，以為「只不過是肩頸痠軟無力而已」；更希望有頸部疼痛或手臂發麻等困擾的人都能了解肩頸僵硬正是一切問題的元兇。

接著，我要請各位回顧一下自己的生活狀態，各位平常在使用電腦時是不是都一直呈現駝背姿勢，或者肩膀總是處於用力的狀態呢？其實肩頸肌肉的過度收縮——也就是肩頸的「緊繃」狀態，都是自己造成的。

輕鬆做就能放鬆緊繃的肩頸

本書的目的只有一個，那就是讓各位擺脫２２００萬名日本人都在困擾的肩頸緊繃，還給身體輕鬆舒適的狀態。

想要放鬆緊繃的肩頸其實並不需要依靠藥物、牽引、按摩及手術等各種需要花錢的醫療手段。因為，仍有另外一種放鬆肩頸的方式是患者本身就能自行操作，也就是利用「肩頸操」或「肌肉訓練」。只要各位願意，這種自己就能治好肩頸僵硬的方法（自我保健）不管何時何地都能進行，非常有利於放鬆肩頸。持之

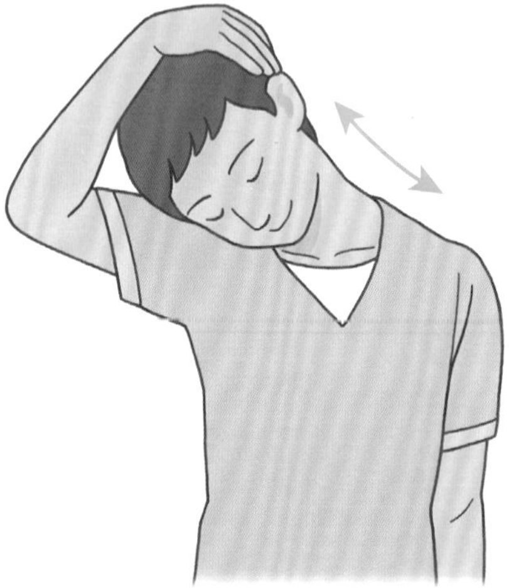

以恆的話更是效果顯著。

本書會以「肩頸伸展操（簡稱「肩頸操」）的形式介紹如何放鬆肩頸，只需5分鐘左右即可完成，真的非常簡單又方便。除此以外，能夠避免肩頸緊繃的駝背改善法、肩頸放鬆法等等，也是改善肩頸問題的重要手段，因此本書也會介紹相關的技巧。

以上都是我在診所指導患者的內容，也證實確有成效。希望各位務必參考並融入生活之中。

若有幸幫助各位改善症狀，那肯定是我最欣喜的一件事。

竹谷內 康修

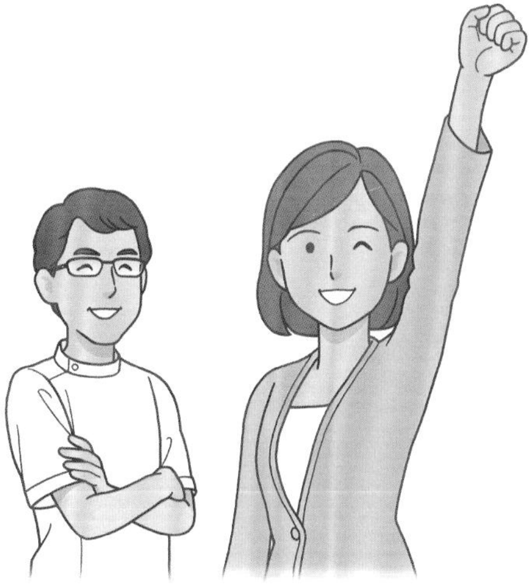

目次

竹谷內式肩頸伸展操 頸椎病的自我療癒

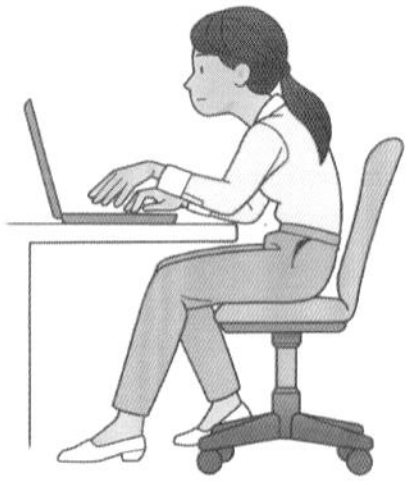

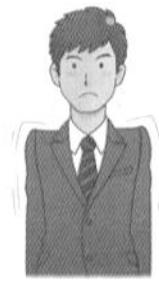

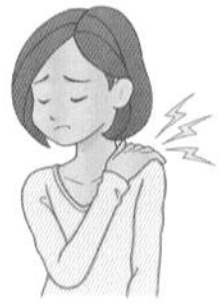

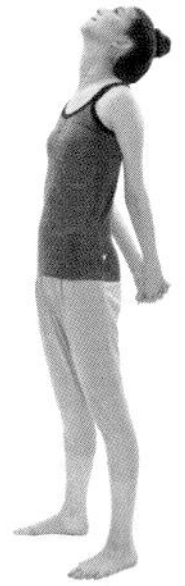

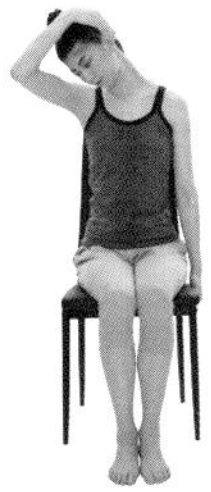

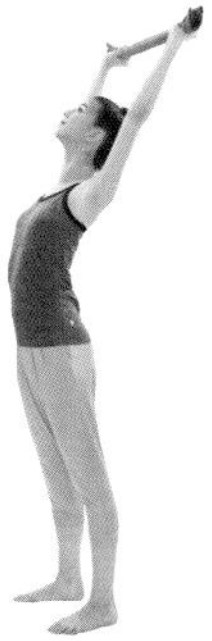

第2章 竹谷內式！1天5分鐘「肩頸操」解決肩頸症狀

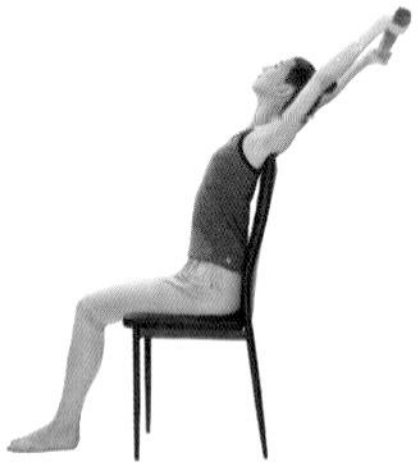

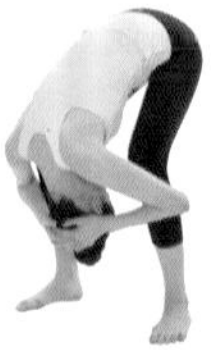

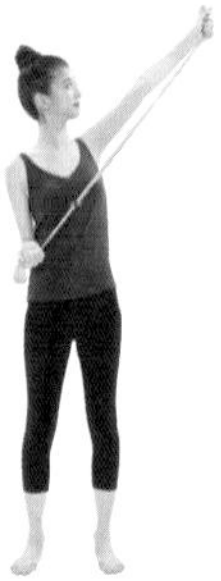

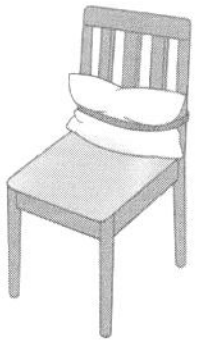
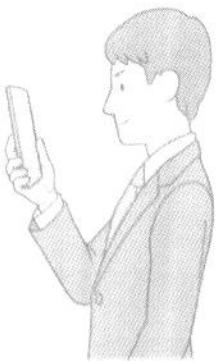
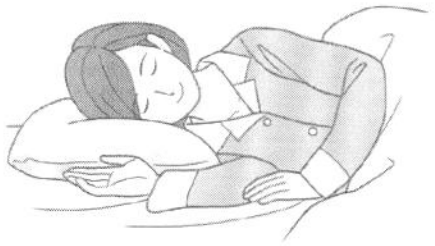

第3章 保養即生活！「肩頸保養」的祕訣

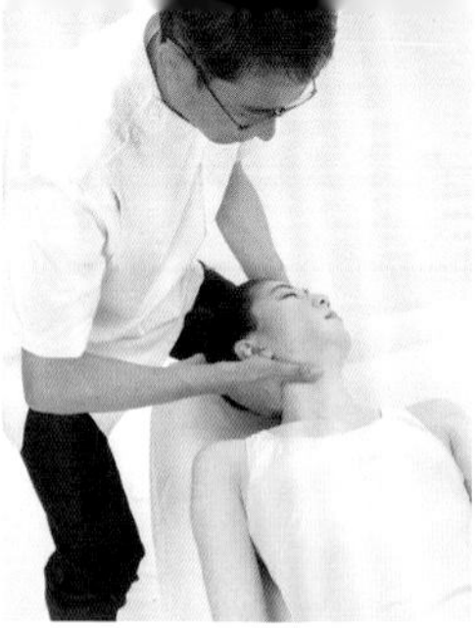

附章 頸椎病專家來解答！ 頸椎病治療Q＆A

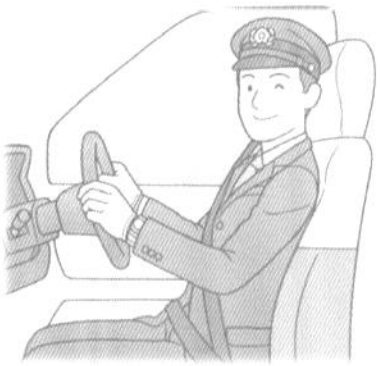

卷末收錄 案例分享！ 難受的頸椎病改善實證

第 1 章

放任肩頸痠痛或肩頸疼痛的問題會釀成大禍！

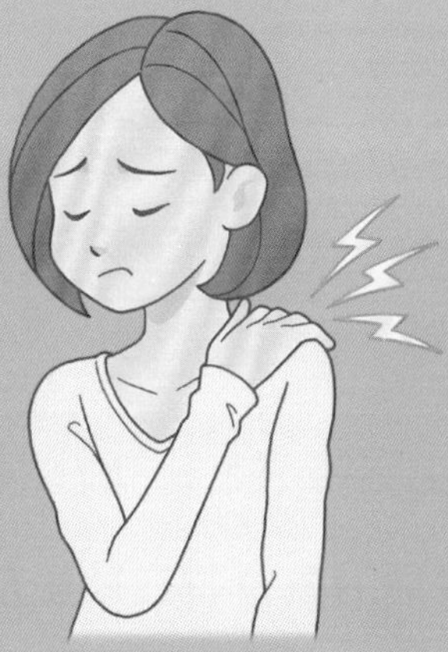

就算看了骨科，肩頸還是一樣不舒服

覺得脖子疼痛而前往骨科就醫，但是……

出現肩頸疼痛的問題時，許多人應該都是前往骨科就醫吧。接著，醫生就會安排X光檢查。

當X光片看不出特別明顯的異常問題時，醫生就會表示：「這個吃點藥就行了。」然後開立止痛藥。假如這樣就能解決疼痛問題當然最好，但也有許多人覺得吃了止痛藥以後的效果並不如預期。

另一方面，醫生如果從X光片發現一些異常狀況，例如：頸椎之間的空間變窄，或某一部份的頸椎變形，長得像尖刺一樣等等，醫生大概就會表示：

「這是因為頸椎之間的空間變窄了。」

或是「這個叫做骨刺，骨頭長了尖刺，所以才會覺得疼痛。」

也可能說：「這是正常的老化現象，沒辦法恢復。」

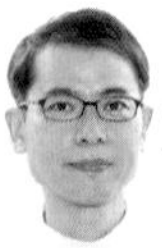

貼心提醒

放棄治療會讓症狀更加惡化

當醫生說自己有「椎間狹窄」、「長骨刺」、「頸椎過直」等問題時，大多數人的想法應該都是「難怪我會覺得脖子痛」。不僅如此，假如醫生表示這是「身體的老化現象」，多數人就會乾脆不去管它。但是，什麼都不做只會讓這些症狀變得愈來愈糟糕。希望各位都能參考本書，採取一些應對措施。

還可能表示：「這是頸椎過直，也就是頸椎失去了原有的曲線，所以你才會覺得痛。」

但**就算醫生說了這些貌似原因的異常狀況，骨科的治療方式最後還是以服用止痛藥或外用藥布為主。對於最重要的頸椎異常，幾乎不會有任何明確的指示告訴病患應該怎麼處理才好。**

醫生不會跟病人說「因為你有頸椎病，所以你要這麼做」，所以我們只能莫名其妙地看著這些情況不斷地復發、惡化，依舊為了脖子疼痛的問題在煩惱——陷入這種無可奈何的循環就是頸椎病病患最常見的模式。

何謂頸椎異常

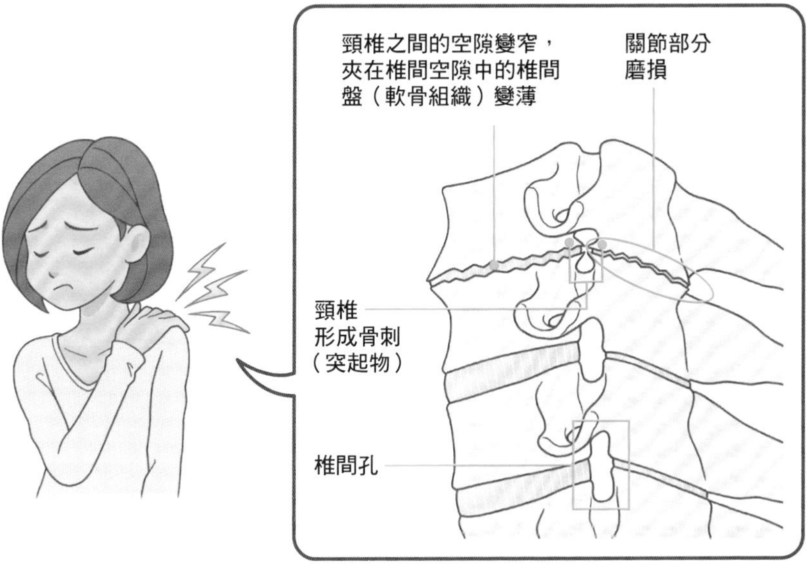

頸椎的骨頭或軟骨變形代表頸椎退化或老化，但未必是造成頸部疼痛的原因。

長期「姿勢不良」與「壓力」累積會讓肩頸的狀態更糟糕

小心不經意的生活習慣會造成頸椎的負擔

許多有頸椎病的人都習慣將頭頸往前伸、背部拱起，也就是「駝背」。頭頸往前伸的姿勢會比頭部的實際重量帶給頸部更大的負擔。

脖頸前伸的姿勢容易對頸部造成沉重負擔，長時間、長期保持這種不良姿勢會讓肩頸肌肉或頸椎的狀況愈來愈糟糕，最後就會出現肩頸疼痛或手臂發麻等症狀。

除了姿勢不良以外，心理方面的因素也與頸椎病有著十分緊密的關係。不論是工作還是生活，現代人在精神方面都承受了許多壓力，並對身體造成了影響。

許多頸椎病患者實際上都有各自不同的壓力，例如：工作量過多、職場與育兒生活的兩難、長輩照護無法喘息、與配偶相處不融洽等等。

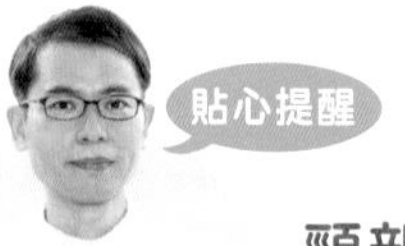

頭部不易感受負擔

人類的頭部重量大約為5kg，我們在日常生活中並不會特別在意這個重量。頭部對於重量的感覺其實非常遲鈍，一個不留神就容易出現並維持在對頸椎不友善的不良姿勢。因此，我們平時就必須多加留意並調整自己的姿勢。

在壓力過大的狀態下，身體自然就不容易繼續保持正確的姿勢，對頸部造成的負擔也就愈來愈大。

不僅如此，壓力還會讓交感神經與副交感神經組成的自律神經（調節呼吸、消化、血液循環等不受意志控制的身體活動）失去原有的平衡，使交感神經過度活躍。如此一來，肩頸的肌肉就會變得更緊繃，肩頸的狀態也會更加惡化。

壓力過大也是導致自律神經失調，引起各種身體不適的原因。

造成頸部負擔的兩大要因

1 姿勢不良

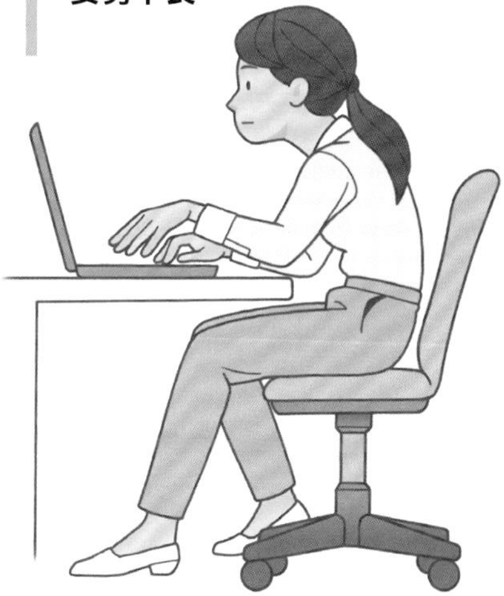

習慣駝背是造成肩頸疼痛的最大原因。長時間維持駝背姿勢會讓人的脊椎僵硬，肌肉也容易緊繃。

2 緊張或壓力

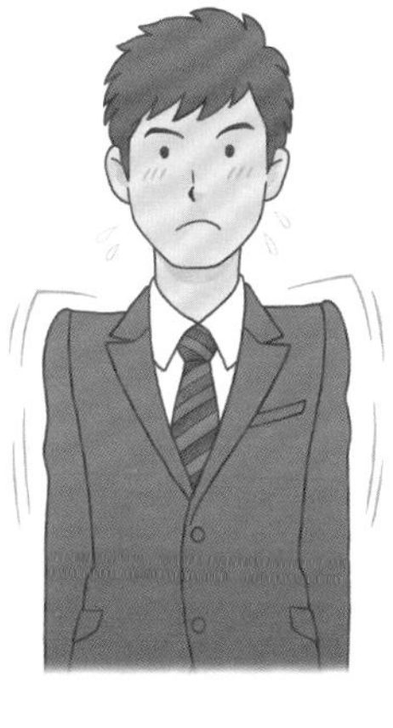

「聳肩」會讓肩頸肌肉緊繃，引起肌肉痠痛。

正常的脊椎有S形曲線，支撐著沉重的頭部

脊椎的S形曲線是「緩衝裝置」

要弄懂形成頸椎病的來龍去脈，就必須先了解脊椎的構造。

脊椎也稱為脊柱，由許多小塊的椎骨連接而成，相當於上半身的頂梁柱。

其中，位於頸部的7塊椎骨就是頸椎。胸部的12塊椎骨為胸椎，腰部的5塊椎骨則為腰椎。

椎骨與椎骨之間夾著一塊軟骨，就叫做椎間盤。

脊椎矢狀面（剖面圖）

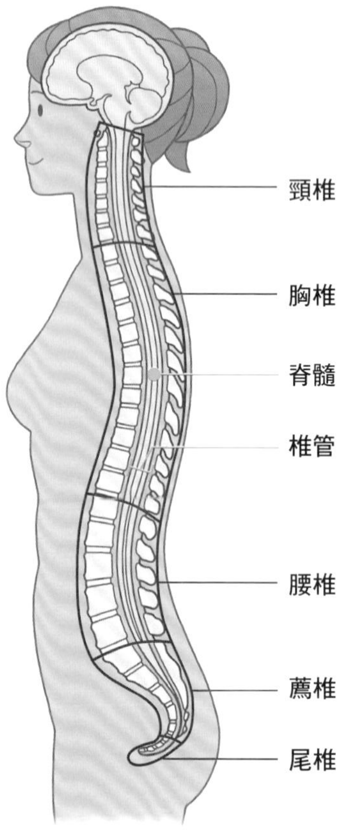

椎間盤是非常有彈性的組織，讓脊椎可以往前、往後以及往側邊彎。另外，韌帶是連接骨頭與骨頭的纖維組織，每一節椎骨便是由韌帶連接在一起，頸椎才不至於東倒西歪。

從矢狀面來看，健康的脊椎應該會是所謂的S形曲線（弧度）。頸椎是弧度微向前彎的前凸曲線，胸椎是弧度向後的後凸曲線，而到了腰椎又是前凸曲線。**這樣的S形曲線能讓身體在上下活動時減緩對脊椎造成的負擔與衝擊。不只如此，S形曲線的最上方頂著頭部，也減少了頭部重量帶給脊椎的負擔。**

一旦因為平時的不良姿勢，或年紀變大導致骨頭變形等等，讓脊椎失去這種完美的曲線，脊椎所承受的負擔就會愈來愈大。而頸椎無時無刻都在支撐著沉重的頭部，一旦發生在頸椎，頸椎本身免不了要承受更大的負擔，就會導致頸椎的狀況進一步惡化。

頸椎側面圖

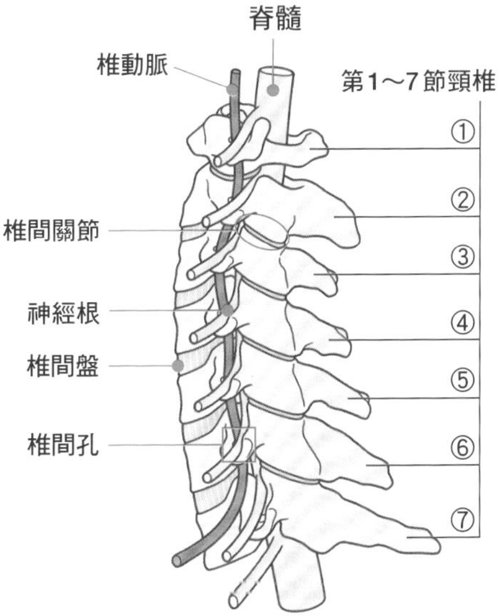

※頸椎共有7節，由上而下依序為「第1頸椎」、「第2頸椎」…… 依此類推。

身體極其重要的「神經」從頸椎通過

與神經密切相關的頸椎構造

脊椎除了要支撐身體的重量，還有另一個非常重要的功能，那就是形成通道，讓名為脊髓的神經由此經過。

末梢神經是由大量的神經細胞構成的迴路，遍布人體各處；中樞神經則負責控制及統合末梢神經，是人體相當重要的神經系統。**中樞神經系統由脊髓與腦組成，脊椎的中央正是脊髓的通道。**

通過脊椎中央的脊髓相當於神經的幹道，向左右兩邊延伸出無數條的神經分支。每一條神經分支都是脊髓神經的支線，通往身體各個部位。

每塊椎骨的左右兩側都有個凹槽，當椎骨與椎骨相疊以後，這些凹槽就會形成一個小孔洞。這些小孔洞稱為椎間孔（參考第13頁圖片），由脊髓延伸的神經分支就是從椎間孔向外穿出（參考第17頁圖片）。**向外穿出的神經分支為神**

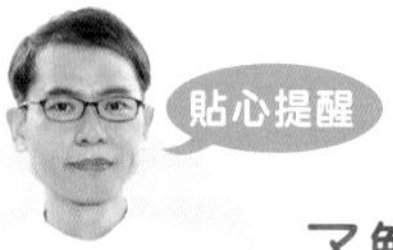

了解骨骼與神經的構造

頸椎病所引起的疼痛與痠痛，正是由於頸椎獨特的骨骼構造和其與神經的密切關係所致。了解如圖示的構造後，有助於理解自身症狀的來龍去脈，可以稍微記起來。

經分支的「根部」，所以稱之為神經根。

頸椎與神經就像這樣組成了密不可分的構造。正是因為與此構造有密切的關聯，頸椎病惡化時會出現四肢發麻等神經方面的症狀。

頸椎椎骨的構造

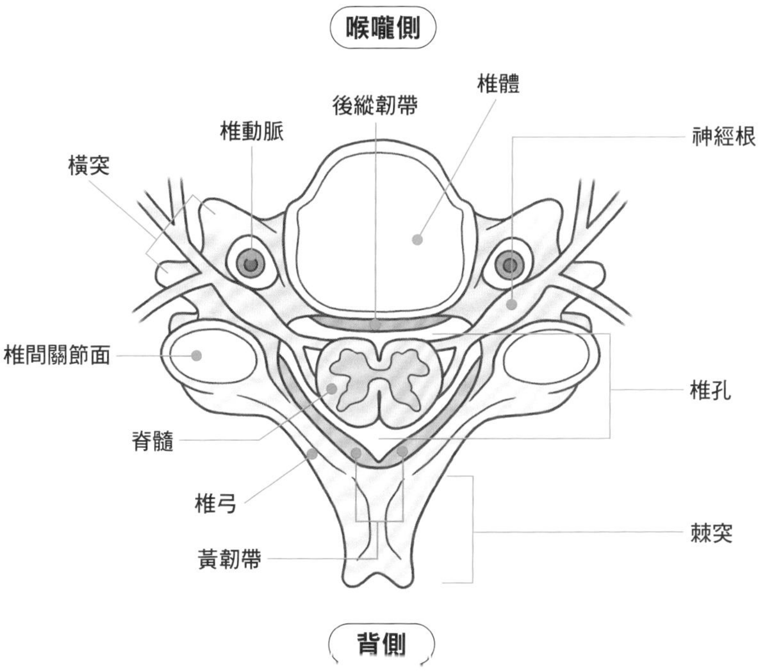

椎體與椎弓之間的部分稱為椎孔，位於脊椎的正中央，每一節椎骨的椎孔相連起來就會在脊椎的正中央形成一條縱向的通道（椎管）。這條通道就是脊髓經過的地方。

支撐頸部的肌肉一旦僵硬就會引起肩頸痠痛、肩頸疼痛以及更嚴重的症狀

「肩頸僵硬」是頸椎病的開端

正如我在「前言」說的一樣，「頸椎病的開端是肩頸僵硬」。

「肩頸僵硬」指的肌肉收縮後變得緊繃僵硬的狀態。剛開始會覺得肩頸的肌肉有點硬、有點緊繃，更嚴重一點就會開始覺得疼痛。所以從這個角度來說，「肩頸痠痛」跟「肩頸疼痛」並沒有太大的區別，「肩頸痠痛」是輕微的「肩頸疼痛」，兩者可以說是程度不同的相同症狀。

肩頸痠痛是因為支撐頸部的肌肉（上背部的斜方肌、頸部連到肩膀的提肩胛肌及斜角肌等等）過度緊繃。因此，肩頸痠痛的範圍很廣，不一定只有肩膀或頸部，甚至連肩胛骨周圍都可能出現痠痛的問題。

長時間維持同樣的姿勢或不良姿勢、一直持續著壓力過大的生活等等，這些情況日積月累下來就會讓支撐頸部的肌肉緊繃僵硬、引發肩頸痠痛。

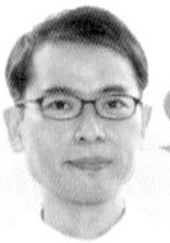

貼心提醒

「落枕」也是頸椎病的症狀

認為「落枕是睡姿太糟引導致」的人應該不少吧。不過，若是您起床經常都伴隨著落枕的症狀，大概是有慢性肩頸痠痛潛伏的狀況。落枕的疼痛是由於肩頸肌肉緊繃的症狀加劇，而在相對應的位置顯現。

這樣的肩頸痠痛是暫時的，只要好好休息或運動、讓身體放鬆下來，其實並不會有太大的問題，但要是肩頸痠痛已經成為慢性問題，這時就必須視其為頸椎病的初期階段。因為，**肩頸痠痛本身就會引發肩頸疼痛，甚至還會成為頸椎變形的主要原因。**

有慢性肩頸痠痛問題的人一定要有所自覺，知道自己已經得到頸椎病，必須注意別再讓肌肉與骨頭的狀態更糟糕。

容易痠痛的肩頸肌肉

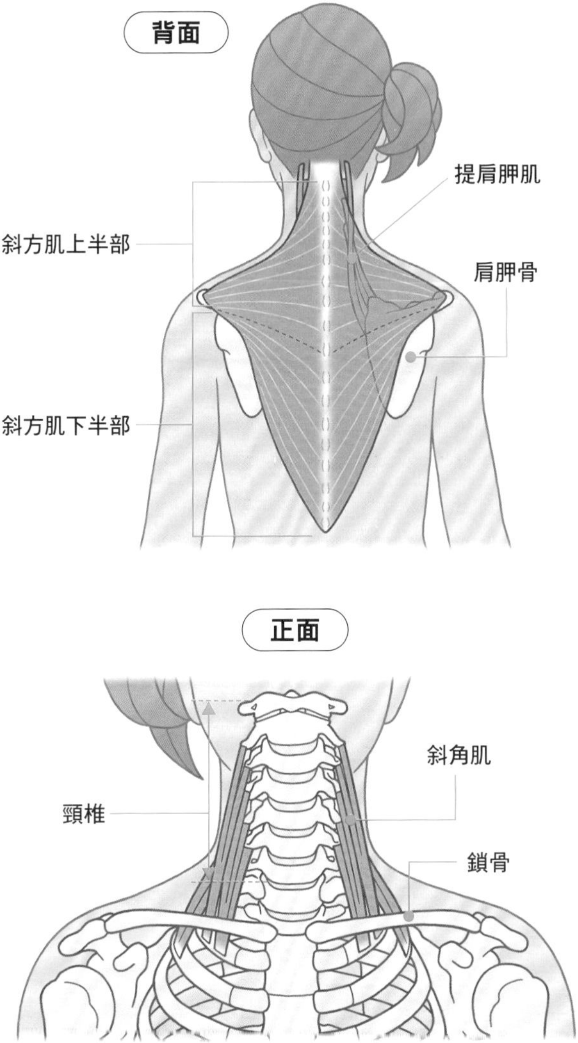

上背部的斜方肌、頸部後方連到兩側肩膀的提肩胛肌、頸部兩側的斜角肌等肌肉緊繃都可能引起頸椎病。

頸椎病可分為5個階段，從「階段0」慢慢惡化

階段0 頸椎病候補員

階段1 肩頸痠痛型

為了讓各位更清楚頸椎病的症狀其實是「環環相扣」的症狀，我接下來會使用「光譜（連續體）」的概念進行說明。

光譜也存在於彩虹之中。一般認為彩虹有7彩，但其實這7種顏色並沒有壁壘分明的界線，而是從紅色漸漸地變成橙色，再漸漸變成黃色、綠色、藍色，7種顏色之間都存在著中間色。這樣的連續性也存在於頸椎病，儘管有些症狀較輕、有些症狀較重，但基本上這些症狀形成的機制都是相同的。

因此，我將頸椎病分類為下頁圖示中的0～4個階段，並將諸多症狀依照嚴重程度整理在這5個階段。

肩頸沒有任何異常的人當然就是屬於「健康（正常）」。

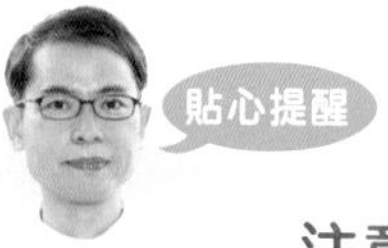

注意頸椎病並及早處理

即使只有痠痛而未感到痛感，也已經達到本書的階段1。請著手嘗試本書介紹的肩頸肌肉鍛鍊與生活改善方法吧。即使只有階段0，也可以實施肩頸操用以預防。千萬別因為症狀尚輕而疏忽。

而**符合「階段1」的人屬於「肩頸痠痛型」，出現前面說過的頸椎病開端，也就是有自覺的「肩頸痠痛」。**

另外，在健康與階段1之間**還存在階段0，也就是不自覺有肩頸症狀、但已出現肩頸肌肉緊繃的情況，頸部開始變得不靈活，這個階段就是所謂的頸椎病候補員。**

頸部不靈活指的是轉頭的角度變小。健康的人在肩膀不移動的狀態下，往兩側轉頭的角度可以達到將近90度，但如果出現肌肉緊繃或頸椎變形等頸椎病的因素，轉頭的幅度就沒辦法這麼大。

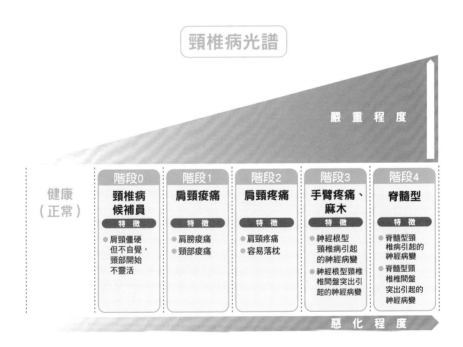

症狀並非必然由0往4循序進展，也可能急轉直下變嚴重。總而言之，即使仍處於低階段，若置之不理未來恐怕可能會發展到階段3、4。

放任不管肩頸痠痛會讓關節及椎間盤發炎，演變成「肩頸疼痛」型

階段2 肩頸疼痛型

若是放任不管上一頁介紹的階段1「肩頸痠痛型」，讓頸椎的狀況更加惡化，就會演變成階段2「肩頸疼痛型」。

「肩頸疼痛」不只是痠痛的肌肉本身疼痛，也包含椎骨的關節或椎間盤等組織發炎引起的疼痛。發炎引起的疼痛是階段2的特徵症狀。

階段1「肩頸痠痛型」的情況加劇且無改善跡象的人就算放鬆躺著，頸椎周圍的肌肉還是隨時都保持在緊繃狀態。緊繃的肌肉產生擠壓的力道，把頸椎之間擠得更靠近。

這個力道一直持續下去的話，就會讓頸椎的椎骨或椎間盤等組織在某個時間點產生發炎引起疼痛。

許多病患就算透過醫療院所的影像檢查（X光片或MRI等等）發現頸椎

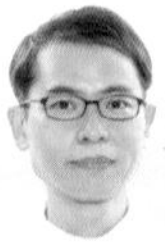

貼心提醒

雙臂還沒有症狀的階段

頸椎關節或椎間盤變形疼痛，而未見雙臂的痠痛、疼痛與麻木的症狀便是階段2。到了此階段，仍可透過本書第二章介紹的肩頸操進行自我療癒，以避免惡化為階段3、4。

骨有擠壓變形的情況，但患者本身並未感到任何疼痛的症狀。

因為就算椎骨或椎間盤已經變形，檢查的當下也不一定有發炎的現象。

假如不採取任何對應措施，讓骨頭或關節變形的情況變得更嚴重，未來還是極有可能會產生發炎反應。既然發現了問題的存在，就應該及早採取應對措施。

擠壓變形的頸椎會發炎

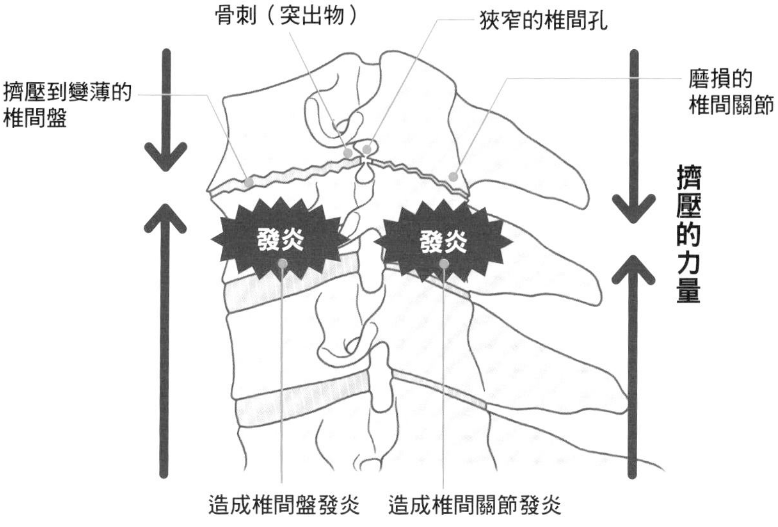

肩頸肌肉的緊繃以及椎骨擠壓的力量，都會讓椎間關節、椎間盤等構造發生變形。頸椎構造變形會導致發炎，進而產生疼痛物質。

頸椎的狀態一旦惡化就會壓迫神經，引起手臂麻木與疼痛

階段3 手臂麻木、疼痛型

頸椎病變得嚴重時，症狀除了肩頸疼痛以外，甚至連手臂都會開始疼痛與麻木，演變成階段3的「手臂麻木、疼痛型」。

階段3的症狀通常只會發生在單手，而且是整隻手臂包含手掌、手指都會出現症狀。

出現階段3的症狀時，通常會有以下3個情況。①手肘以上的手臂（上臂）疼痛的情況多於麻木、②手肘以下的手臂（下臂）出現疼痛或麻木，或兩種情況並存、③手掌或手指麻木的情況通常多於疼痛。當手臂麻木或疼痛的問題變得更嚴重時，皮膚的感覺會逐漸遲鈍，手掌跟手臂也會難以使力。

若已經發展到階段3，這時頸椎都已經出現前述的「神經根」遭變形頸椎壓迫的情況。神經根延伸出去的神經會經由肩膀↓上臂↓下臂↓手掌，最後到達

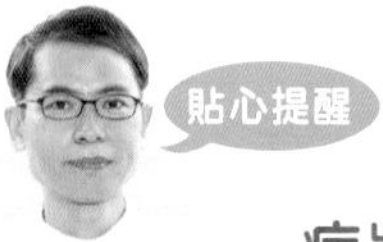

症狀在手臂，原因在頸部

階段3的症狀大多是肩頸疼痛伴隨手臂疼痛或麻木的症狀，但也有許多人自覺肩頸無異狀，只注意到手臂的疼痛或麻木。如此很容易以為原因出自於手臂，但由於真正的原因在於頸椎，因此還是必須注意頸椎保養的問題。

手指，所以一旦神經最根部的神經根受到壓迫，就會造成整隻手臂都出現症狀，影響範圍甚大。

除了手臂疼痛以外，肩膀、背部、胸部、腋下也會出現疼痛的情況。

神經根（C2～T1）受壓迫時會出現症狀的範圍

頸椎部分的神經分支如右圖所示，共分為C1～C8，每一條神經分支都各自與下圖中對應的顏色範圍相連。一旦神經根受到壓迫，神經連接的部分就會出現症狀。

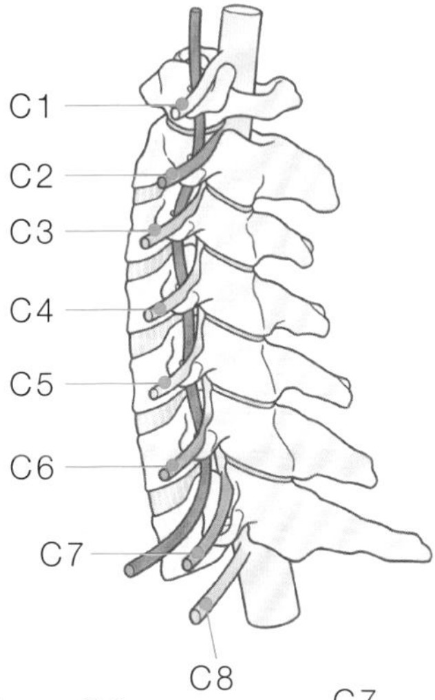

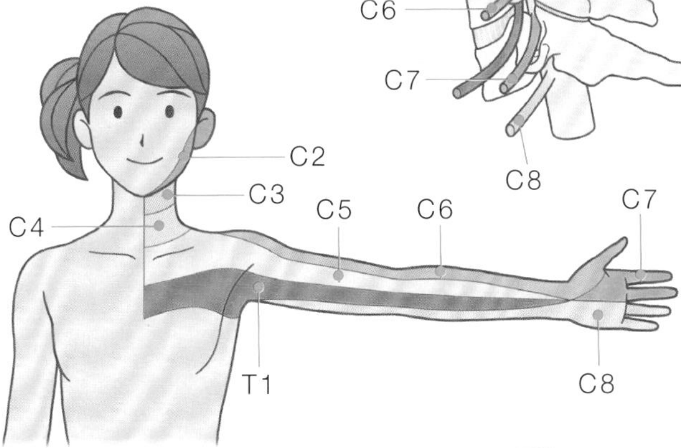

※上圖中的「T1」是第1胸椎與第2胸椎之間的神經根受壓迫時出現症狀的範圍。

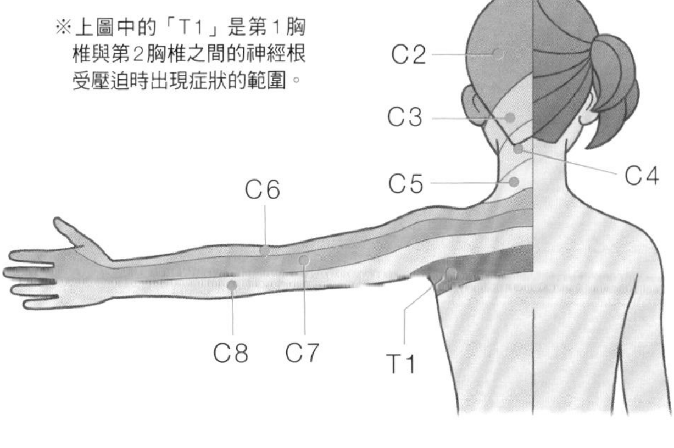

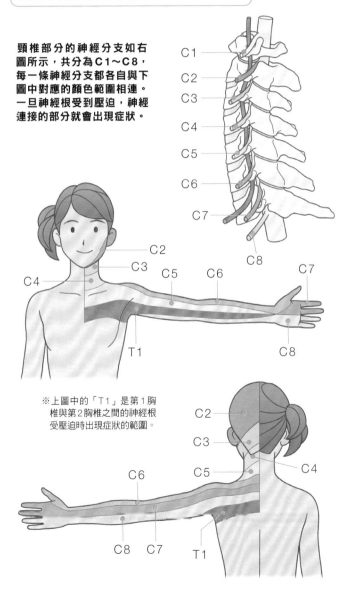

頸椎變形的骨頭與軟骨壓迫「神經根」，導致症狀出現

神經根受壓迫的2種疾病

在頸椎病的階段3中，神經根受壓迫的原因大致上分為2種。

第一種原因是椎體或椎間關節形成骨刺、椎間盤變薄導致頸椎之間的空隙變窄、頸椎的韌帶肥厚（腫大而變厚）等原因，**造成椎間孔狹窄，進而壓迫神經根**。這種情況稱為「神經根型頸椎病」。

另一種則是由「頸椎椎間盤突出」造成。

一旦頸椎承受的負擔增加，頸椎之間的椎間盤就會被用力擠壓，**導致椎間盤的組織向後方突出，壓迫頸椎左右兩邊的神經根**。如此一來，就會出現與神經根型頸椎病相同的症狀。

本書中將這樣的情況稱為「神經根型頸椎椎間盤突出」，與「神經根型頸椎病」共同分類在頸椎病的階段3。

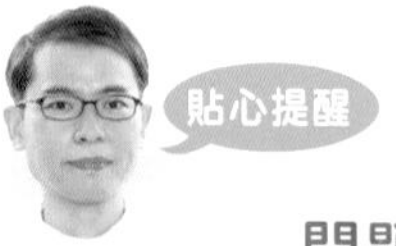

問題出在骨頭也有應變措施

頸椎病的階段3是骨刺等頸椎變形或椎間盤突出導致神經根受到壓迫，造成肩頸、手臂出現症狀。只要持續落實本書介紹的頸部訓練、改善生活習慣，即使會比階段1、階段2花費更多時間，大多數還是能夠改善症狀。希望各位都能盡早落實改善。

神經根型頸椎病

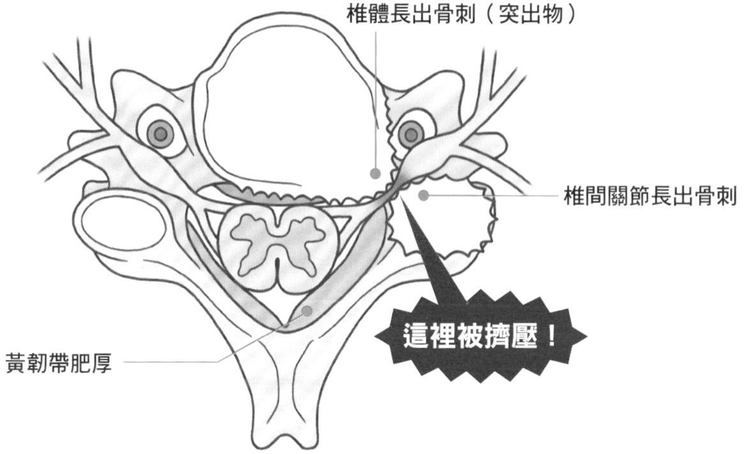

頸椎變形會讓椎間孔變狹窄，造成神經根受到壓迫。

神經根型頸椎椎間盤突出

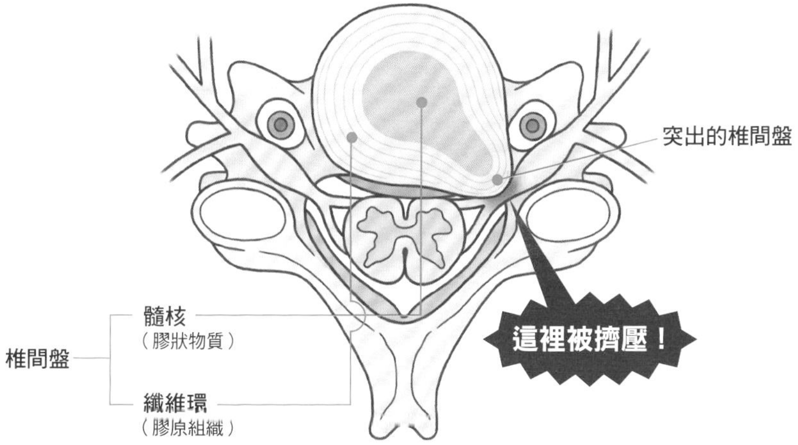

椎間盤若是受到擠壓，中間的髓核就會往外推擠纖維環。出現裂隙的纖維輪會向外突出，如此一來就會壓迫到神經根。

頸椎病變得更嚴重時，還會出現四肢麻木的症狀，治療更是難上加難

階段4 脊髓型

頸椎病最嚴重的情況就是階段4的「脊髓型」。如左邊的圖說所示，階段4的症狀並不是因為神經根受到壓迫，而是壓迫到了脊髓。

這類頸椎病幾乎都會雙手麻木，**甚至皮膚的感覺會開始遲鈍，手的握力也會愈來愈差而難以活動。**甚至還會出現「手部細微動作障礙」，拿筷子、寫字、扣鈕扣等，要透過手指的細微動作會愈來愈困難。

脊髓是中樞神經系統的一部分，掌管全身自頸部以下的神經，所以一旦頸椎病的情況更嚴重，**頸部以下的許多身體部位都有可能出現症狀**。若症狀發生在下肢，可能就會出現腿麻、雙腿無力導致走路搖晃、腿抽筋等等。

除此之外，還可能造成膀胱機能變差，出現頻尿或殘尿等排尿障礙，以及腸道機能低下，發生便秘等問題。

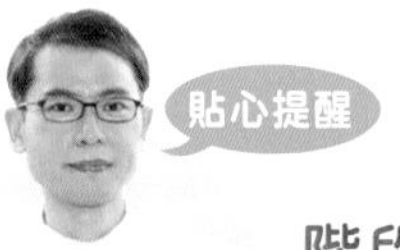

階段4的人要考慮動手術

假如出現階段4的症狀，還是建議及早前往骨科就醫，有時可能以手術的方式處理會比較好。另外，請與醫生討論過再進行本書介紹的頸部訓練。手術後若已恢復正常，也可以參考本書的頸部訓練以及生活習慣改善法，保養自己的頸椎，應該都有助於頸椎病的復發。

脊髓型頸椎病

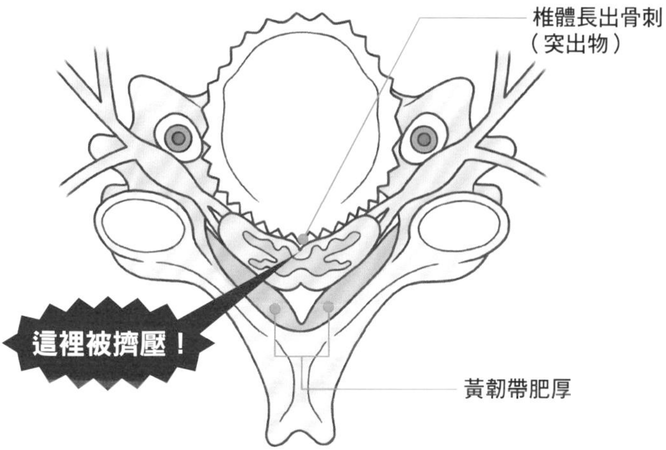

骨刺或韌帶肥厚的情況都比階段3的「神經根型頸椎病」更嚴重，進而壓迫到脊髓。

脊髓型頸椎椎間盤突出

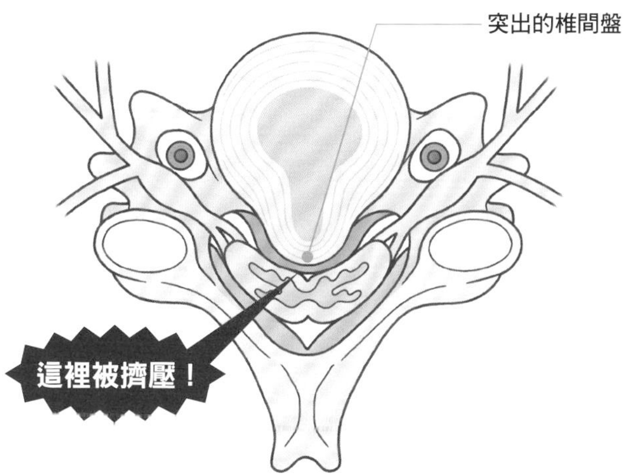

「頸椎椎間盤突出」的情況如果是椎間盤往脊椎的正後方嚴重突出，就會壓迫到脊髓。

確認頸部的活動情況，檢測頸椎的健康狀態

頸椎病自我診斷①

雙人版頸椎病自我檢測

到目前為止，我們已針對頸椎病光譜（階段0～4的分類）進行了說明，現在應該有許多讀者很疑惑，心想：「那我屬於哪個階段呢？」所以，接下來的這4頁就要來介紹頸椎病階段自我檢測法。首先是確認頸部的活動狀態。

前面提過當頸部的肌肉或骨頭出現異常，頸椎的狀態不健康時，左右轉頭的幅度就會變小，而現在要做的就是確認自己有沒有這樣的情況，因此請各位根據下一頁的「雙人版頸椎病自我檢測」進行檢測。

自認沒有頸椎病症狀的人，可以透過這個檢測判斷自己的頸椎是健康的狀態還是階段0的頸椎病候補員；轉頭時有症狀的人則是能夠了解自己的頸椎病的嚴重程度。

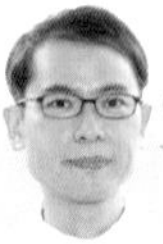

貼心提醒

也能確認改善的狀況

做完檢測以後，請各位進行第2章介紹的頸部訓練，然後再做一次自我檢測。這麼做完以後，幾乎都會發現頸部變得比第一次檢測時更靈活。見識到頸部鍛鍊具有如此成效以後，會讓人更有動力繼續執行，還能檢視訓練操的效果，讓自己找到更適合的頸部訓練方式。

雙人版頸椎病自我檢測

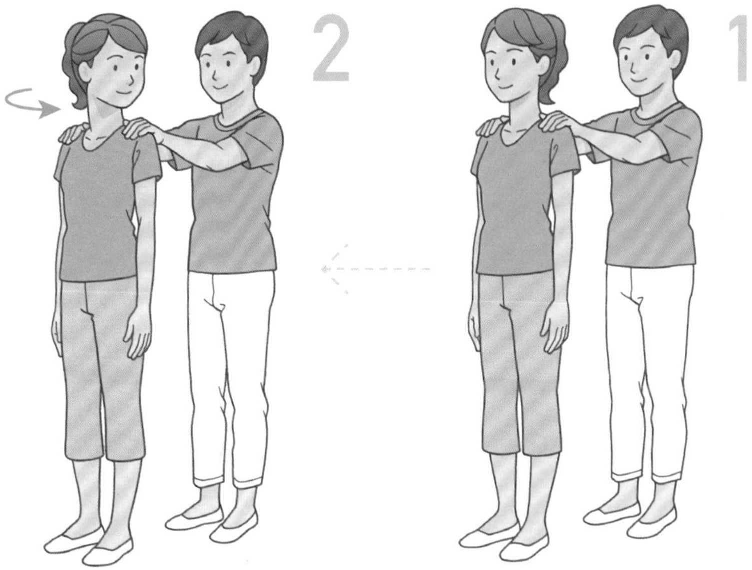

協助者站在檢測者的正後方，並將雙手伸直，搭在檢測者的雙肩上，讓協助者盡量固定住檢測者的肩膀。

檢測者轉頭往後看，肩膀保持不動，確認自己能不能看到協助者的臉或肩膀、能看到多少部分。左右兩邊都要做，一併確認左右兩邊看到的範圍差多少。不要重複做轉頭的動作，盡可能一次就確認。

判 定

無症狀

可以看到協助者的臉的局部

→ **健康狀態**

轉向某一邊看不到協助者的臉，或是頭無法完全轉向側邊

→ **階段0（頸椎病候補員）**

有症狀

轉頭就覺得頸部疼痛

→ **階段2（肩頸疼痛型）以上**

轉頭就覺得上肢疼痛、麻木

→ **階段3（手臂麻木、疼痛型）以上**

用簡單的流程圖確認自己正在哪個階段

頸椎病自我診斷②

頸椎病階段的判斷流程圖

確認頸部的活動狀況後，接著要更詳細判別頸椎病的階段。請參考下一頁的流程圖，根據自己的情況從「START」依序回答「YES」或「NO」，依序回答下一個問題。

在進行上一頁的「雙人版頸椎病自我檢測」時，**有肩頸痠痛、肩頸疼痛、麻木等症狀的人請依症狀的狀況如實回答。**

最後的結果除了「健康（正常）」以外，其他情況都很可能是該階段的頸椎病（或頸椎病候補員）。

另外，當各位在進行接下來要介紹的頸椎鍛鍊時，這裡介紹的頸椎病自我檢測法還可以當成鍛鍊時的參考基準。不過，這些檢測結果僅供參考，如需正確的診斷結果，請自行前往醫療院所接受專業診斷。

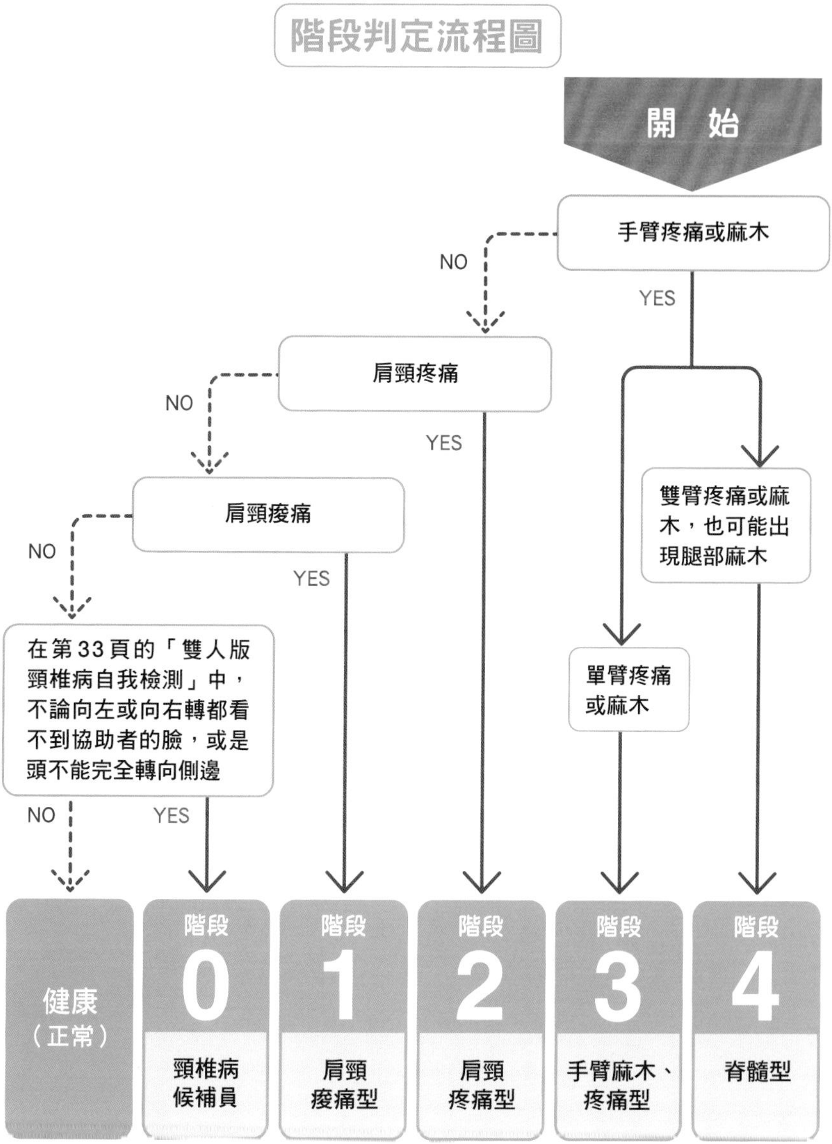

即使當下判定的結果不嚴重，一旦頸椎的情況惡化，還是會進入更嚴重的階段，因此現在的判定未必是最終結果。

專欄 頸椎病為何這麼難治？

1 頸椎過直會讓頸部持續承受負擔

應該許多有肩頸困擾的人都聽過骨科醫生說自己的情況是「頸椎過直」。

什麼是頸椎過直呢？

正常的頸椎曲線是微微的前彎，頸椎過直則是頸椎的彎曲弧度消失，並且維持在這個狀態。

從骨頭的結構來看，一旦頸椎變成沒有弧度的直線，就代表頭部會向前伸。這麼一來，頭的重量就會對頸椎造成頸椎更大的負擔。頸椎過直就是一種會讓頸椎經常承受過多負擔的狀態。

頸椎過直大致可分為2種。

一種是「肌肉型頸椎過直」。這是由於長期姿勢不良等因素導致肌肉僵硬緊繃，最後造成頸椎過直。

另一種則是「骨骼型頸椎過直」，是由於頸椎本身的變形而導致頸椎失去弧度。例如：頸椎受到擠壓而變形、頸椎之間的空隙變窄等等，導致頸椎整體變直。

這是由於肌肉型頸椎過直的情況持續未改善，最後對椎骨及椎間盤造成影響而形成的頸椎過直。

頸椎原本就帶有弧度，並非天生就是筆直的狀態。

下一章介紹的「肩頸操」有助於頸椎恢復原有曲線。

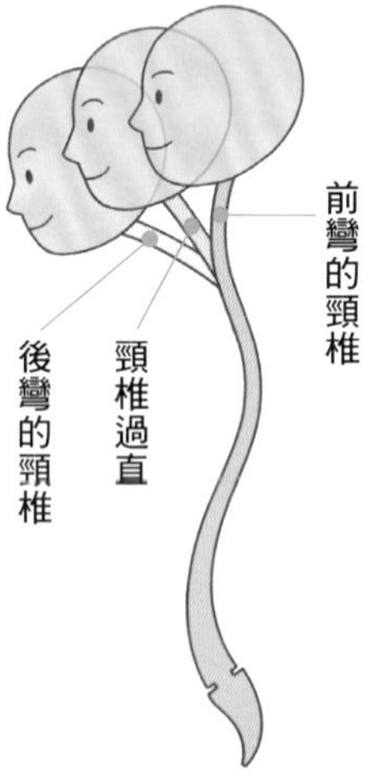

頸椎過直的話，就會形成頭部往前的姿勢。一旦頸椎過直的狀況惡化，頸椎的曲線還可能變成後彎，這時頭部的位置就會更加往前。

第2章

竹谷內式！1天5分鐘「肩頸操」解決肩頸症狀

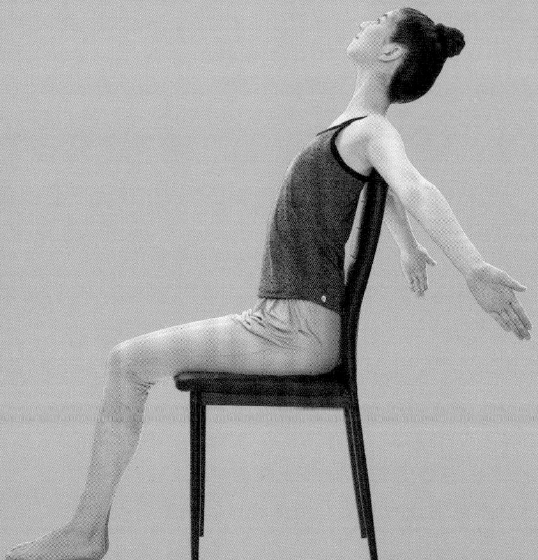

用「肩頸操」恢復肩頸的柔軟度

肩頸伸展操與肌肉鍛鍊操！

在第1章說過，頸椎病除了有肩頸肌肉長期緊繃（收縮）引起的肌肉痠痛或疼痛以外，緊繃的肌肉還會擠壓頸椎，造成頸椎的骨頭或軟骨變形，引起發炎或造成神經壓迫，進而引發相關症狀。

頸椎病的根本問題在於肌肉緊繃，因此**只要讓肌肉放鬆下來，就能夠緩解肌肉痠痛及疼痛的問題，也能改善頸椎及軟骨組織的發炎狀況，並且減輕神經根的壓迫。**

換句話說，若要改善或消除頸椎病，最重要的就是緩解肌肉緊繃，讓肌肉保持在柔軟的狀態，效果最好的就是運動療法。

按字面上的意思，所謂的運動療法就是透過活動身體治好疾病的方法。除了肩頸操、肌肉鍛鍊等局部性的運動以外，也包含慢跑、健走等全身性運動。

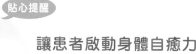

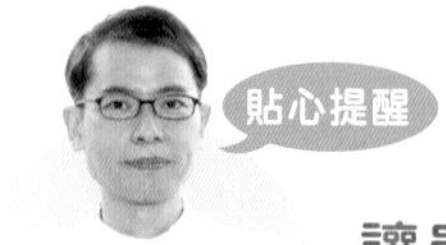

讓患者啟動身體自癒力

治療頸椎病患者時，不只是進行手術治療，同時也會將運動療法加以指導傳授。即使脊骨神經醫學能夠改善肌肉與脊椎狀態，但若下次回診前無所作為，身體仍會變回原本的病況。想要及早痊癒也需要患者的共同努力才行。

在這些運動當中，特別要推薦的運動療法就是本章要介紹的簡易肩頸操及肌肉鍛鍊。

持之以恆，就能緩解肌肉緊繃，減輕擠壓頸椎的力量，讓頸部變靈活，並改善頸椎病的症狀。除此之外，還會一併矯正造成造成負擔的姿勢（例如：駝背。還能改善頸椎過直）。

這些動作將從根本解決問題，讓得到頸椎病的頸部從敗部復活，堪稱是「頸部的鍛鍊操」，我們就簡稱為「肩頸操」吧。

什麼是「肩頸操」？

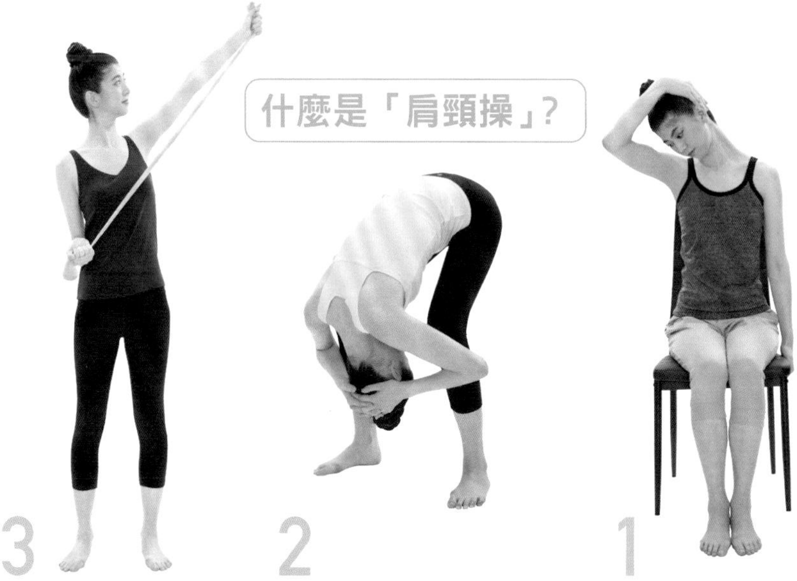

1 讓緊繃的肩頸肌肉放鬆下來的肩頸伸展操。

2 拉開狹窄的椎間空隙，修復受損神經的頸椎伸展操。

3 矯正不良姿勢或習慣，減少頸部負擔的肌肉鍛鍊操。

目的 讓肩頸保持無症狀狀態！

「肩頸操」不只能放鬆緊張的肌肉，還能讓受損的神經恢復，並有效矯正不良姿勢，減少肌肉緊繃。

持續做「肩頸操」改善惡化的頸椎狀態

止步於「半健康」

身體狀態會隨著年紀變大而逐漸衰退。不僅如此，**若繼續保持不良生活習慣、持續對頸部造成負擔，頸部的骨頭與軟骨還會變形得愈來愈嚴重，韌帶也會愈來愈肥厚。**

倘若已經出現頸椎病的症狀，卻不多花點心思照顧自己的頸椎，久而久之，頸部的狀態就會愈來愈惡化。以圖表的方式來呈現的話，就是下頁圖表中往右上方的斜箭頭①。

圖表上半部的橘色範圍是階段2以上的頸椎病症狀。下半部的白色範圍則是頸椎病的「半健康」階段——即使有時會肩頸痠痛，但尚未出現階段2以上的症狀。「半健康」狀態指的是情況尚未惡化，還不至於出現症狀，但也不能算健康的狀態（這裡將肩頸痠痛歸類在半健康範圍）。

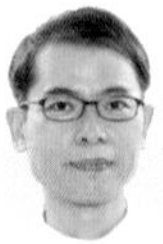

貼心提醒

為防惡化還需適切保養

閱讀本書的各位讀者，想必在了解了左頁圖表的進程後，便能知道惡化與日常生活習慣息息相關。請務必透過本書的「肩頸操」與生活改善法糾正「生活中的壞習慣」。若有需要，也請到醫療院所求診，以得到適切的照護！

在半健康的階段裡，通常不會出現明顯的頸椎病自覺症狀。但就像洪水潰堤，出現症狀也是在轉眼之間。若是能在健康的階段改變不利於頸部的生活，情況就會往不一樣的方向發展。**只要進行「肩頸操」或透過第3章介紹的生活改善法好好保養自己的頸椎，即使無法完全治好頸椎病，還是有機會減少頸椎的惡化程度。**

不論是從哪個時機點開始落實，都還是有相對應的成效。若是在階段2一出現症狀時就開始進行，說不定就能像箭頭②一樣回到半健康的狀態。

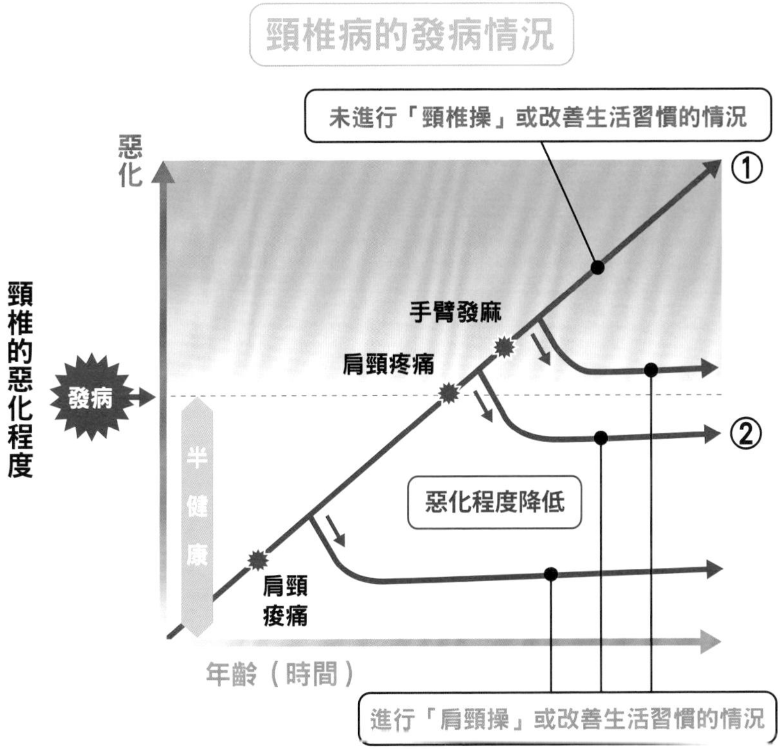

肩頸有問題的話，頸椎病的嚴重程度就會隨著年齡（時間）變得愈來愈嚴重。不過，只要進行適當的護理及保養，就能延緩惡化的情況。順利的話，還能夠避免得到頸椎病。

每天做5分鐘的體操，效果真的看得見

正確進行「頸椎操」的重點事項

下一頁開始將介紹有效改善階段1「肩頸痠痛型」、階段2「肩頸疼痛型」、階段3「手臂疼痛、麻木型」的「肩頸操・組合」。

階段2的肩頸操分為2種，分別是〈適合低頭就肩頸疼痛的人〉以及〈適合抬頭就肩頸疼痛的人〉。請先活動一下頸部，確認症狀的情況，再選擇符合自己症狀的肩頸操。

各個「肩頸操・組合」皆由3～4個動作組成，**連續做完這一組3～4個動作，習慣以後大概5分鐘就能完成一組動作**。

另外，倘若還有時間或精力，也請一併進行各組肩頸操當中另外介紹的「肩頸操（加強版）」，想必可以加速改善頸椎病的症狀。

希望各位每天都能做肩頸操。只要持之以恆，就算一天只做一次也能看見效

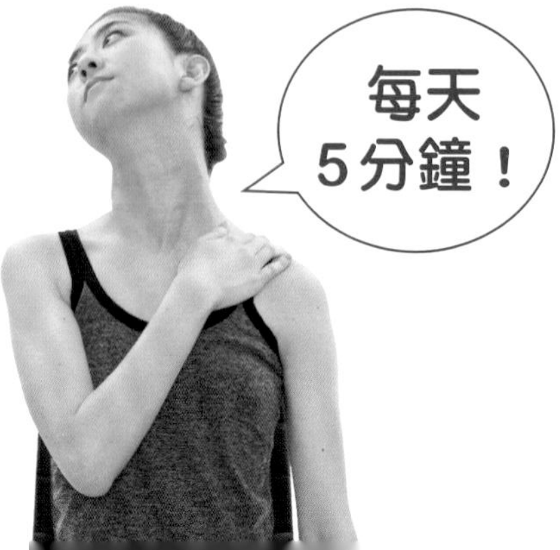

果，可以的話就做2次（早、晚）或3次（早、中、晚）的話，效果肯定會更好。

另外，各位在開始落實「肩頸操」之前，請記得先進行第32頁的「雙人版頸椎病自我檢測」，記住轉頭時的頸部狀態。**做完一陣子的肩頸操以後，請再做一次頸椎病自我檢測，比較前後的頸部狀態。只要正確做的話，就能讓轉頭的幅度變大，一定能夠實際感受到肩頸操的效果。**另外，肯定也會發現左右邊的轉頭幅度差異逐漸縮小。

在開始進行「肩頸操」之前，請注意以下的5點重要事項，以確保身體的安全。

進行「肩頸操」的注意事項

1 暈眩或站不穩的時候不要做

肩頸操中有歪頭、抬頭及低頭等動作，假如動作時出現暈眩或站不穩等情況，請立刻停止動作。

2 有高血壓或腦血管疾病的人請與醫生討論過再進行

正在治療高血壓或腦血管疾病（腦梗塞等）的人請先詢問主治醫生自己是否適合做這樣的體操。

3 手術後、受傷後都要暫停

包含頸部以外的部位，身體在手術後或有受傷的情況都請暫停，等完全恢復以後再開始做。

4 覺得疼痛或肌肉發麻、非常難受的話請停止動作

肩頸操能放鬆緊繃的肌肉以及伸展脊椎，正常來說應該會覺得很舒服。但如果覺得上半身開始出現疼痛、麻木等情況，或是症狀變得比之前更嚴重，就請停止做肩頸操。

5 階段4「脊髓症類型」的人請與醫生討論過再進行

到了頸椎病最嚴重的階段4時，肩頸操或肌肉鍛鍊都已經難以發揮效果，因此這邊並未準備階段4的組合。請與醫生討論後再進行本書介紹的運動。

階段 1

肩頸痠痛型

肩頸操・組合

——也能有效改善頸椎病階段0及頸椎過直

這組動作可以全面地伸展肩頸周圍容易緊繃的肌肉，緩解肌肉僵硬的問題。持續做可以改善頸部的靈活度，也有望發揮矯正的效果，慢慢地改善頸椎過直的問題。

※也適合頸椎病階段0「頸椎病候補員」，或骨科醫生等診斷為「頸椎過直」但尚未出現症狀的人。

5分鐘基本組合

1 伸展頸部後側

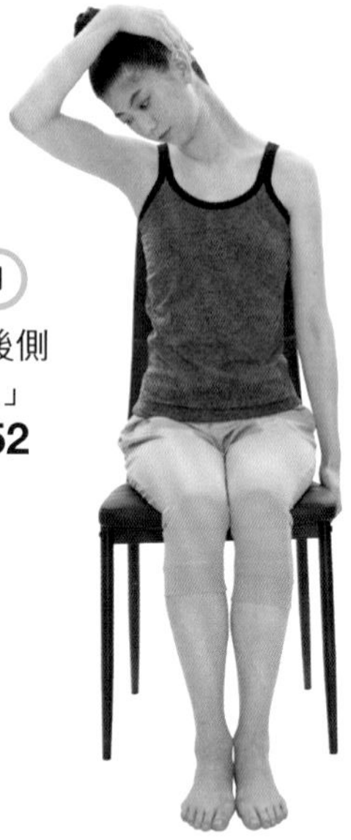

項目 1
「頸部後側伸展操」
→P.52

2 伸展頸部前側

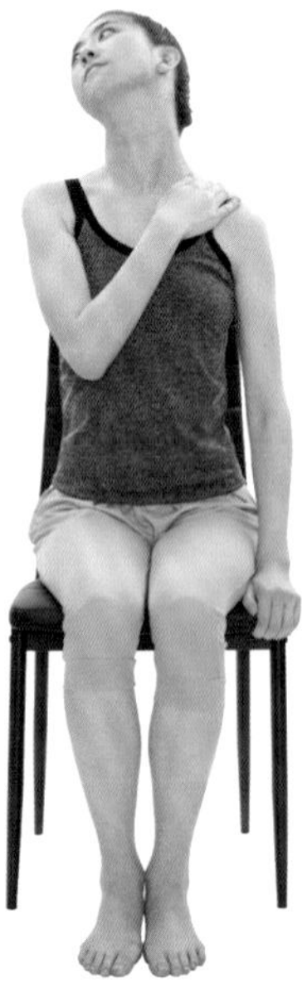

項目 2
「頸部前側伸展操」
→P.54

肩頸操（加強版）

之1

★在意頸椎過直的人……

鍛鍊頸部的深層肌肉

項目 19

「收下巴運動」

→ P.88

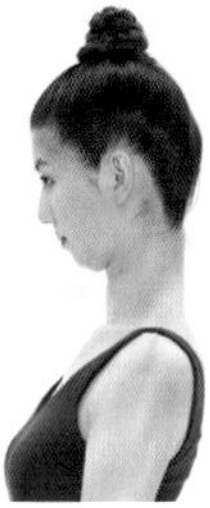

＊也可以做 P.90的「項目20」

之2 ★想快點好起來的人……

1 內收肩胛骨的肌肉鍛鍊〈基本〉

項目 21

「手臂外旋運動」

→ P.92

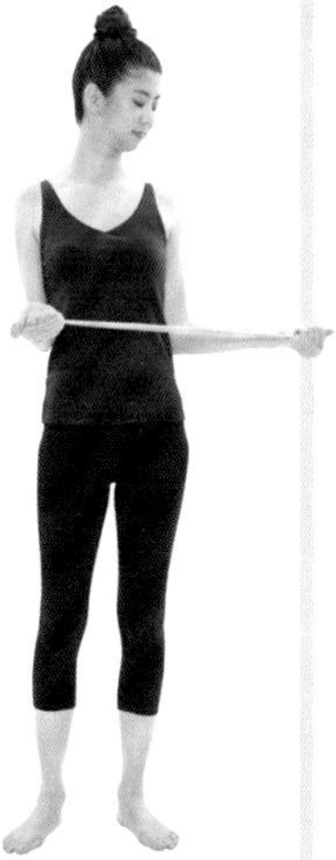

2 內收肩胛骨的肌肉鍛鍊〈應用〉

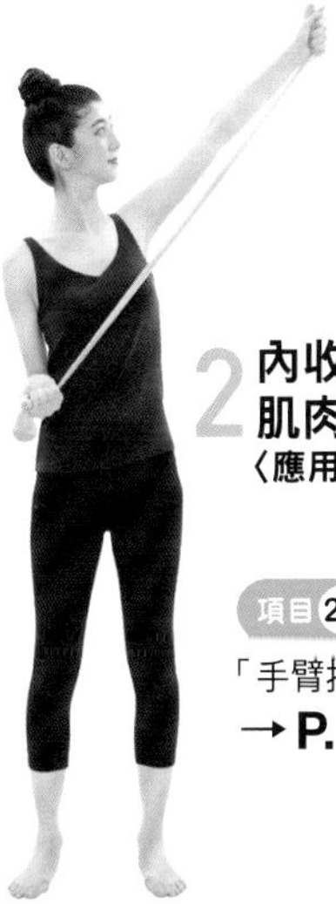

項目 22

「手臂抬舉運動」

→ P.94

3 伸展胸部

＊三擇一即可！

站著做的伸展操

項目 4

「站著做胸部伸展操」

→ P.58

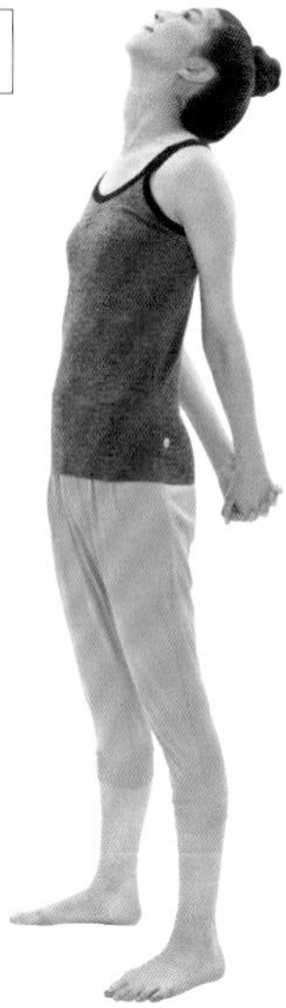

＊也可以做 P. 6 2 的「項目6」

坐著就能做的伸展操

項目 8

「坐著做胸部伸展操」

→ P.66

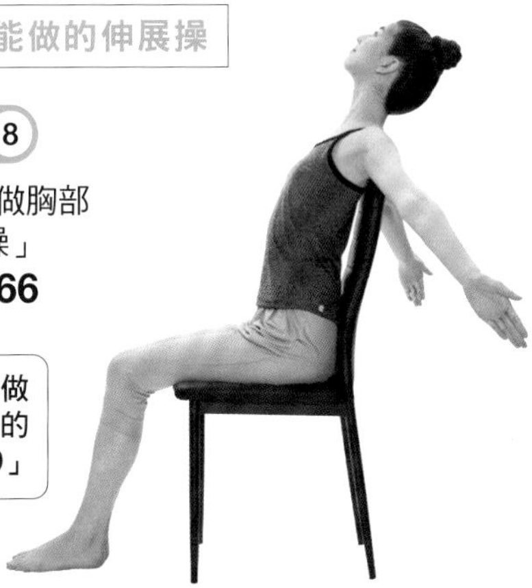

＊也可以做 P. 6 8 的「項目9」

躺著做的伸展操

項目 10「躺著做胸部伸展操」→ P.70

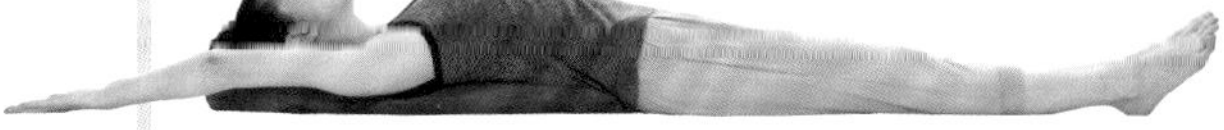

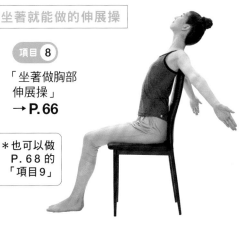

＊也可以做 P.72的「項目11」

階段
2

肩頸疼痛型

肩頸操・組合

〈適合低頭就肩頸疼痛的人〉

頸椎病階段2的人可能只要一低頭或抬頭就會疼痛。這裡要介紹的肩頸操組合是〈適合低頭就肩頸疼痛的人〉。

※頭往兩邊轉才會疼痛的人也可以做這組肩頸操。

5分鐘基本組合

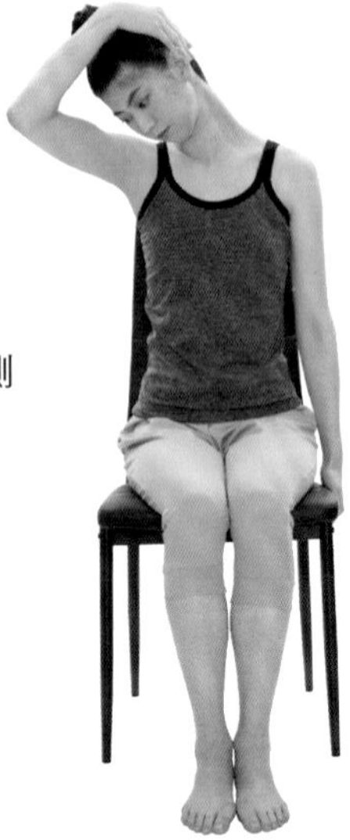

1 伸展頸部後側

項目 1

「頸部後側伸展操」

→ P.52

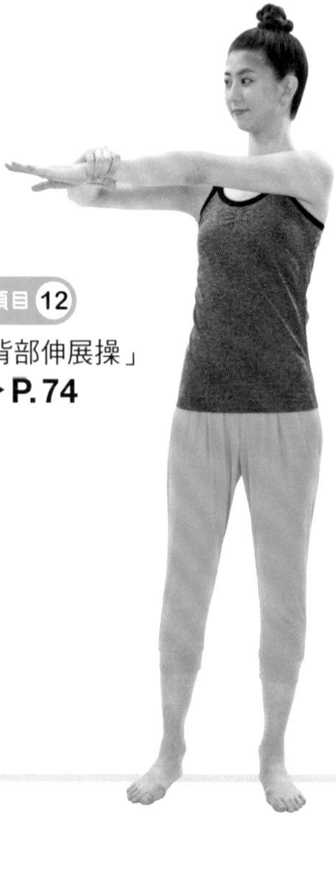

2 伸展背部

項目 12

「背部伸展操」

→ P.74

肩頸操（加強版）

之1 ★想快點好起來的人……

彎腰低頭，伸展頸部後側

項目 13
「頸部伸展」
→ P.76

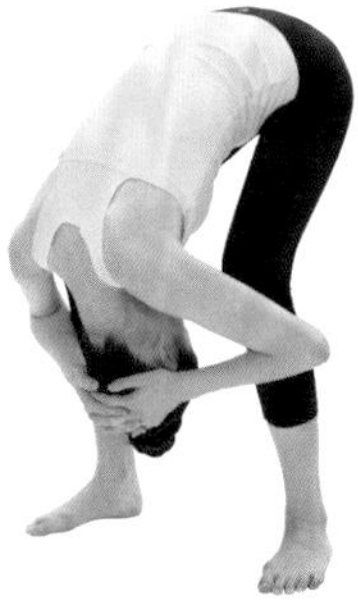

＊也可以做
P.78～84的
「項目14～17」

※試試看這個動作，若覺得疼痛，
請立刻停止動作。

之2 ★想快點好起來的人……

1 內收肩胛的肌肉鍛鍊〈基本〉

項目 21
「手臂外旋運動」
→ P.92

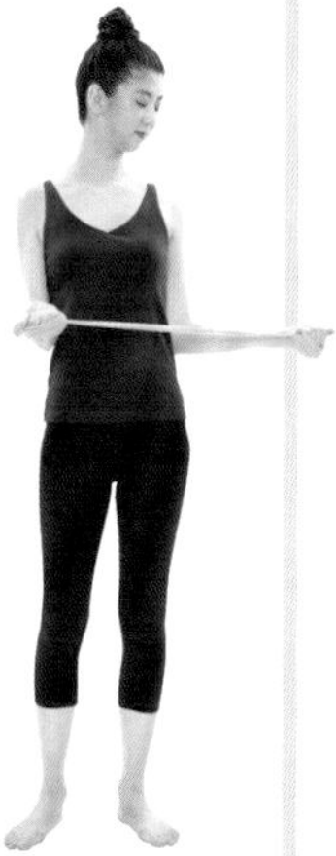

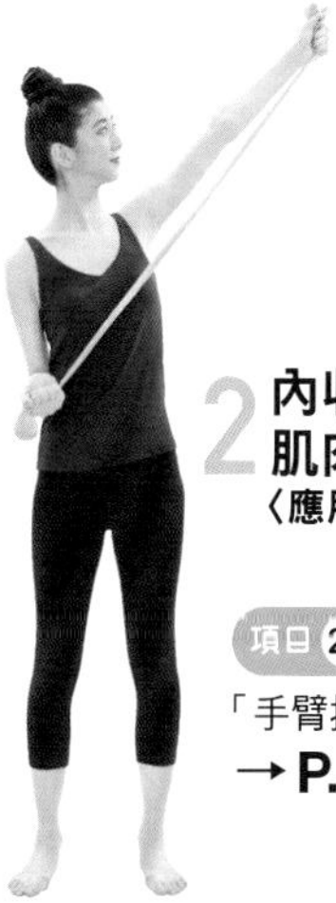

2 內收肩胛的肌肉鍛鍊〈應用〉

項目 22
「手臂抬舉運動」
→ P.94

3 伸展胸部

＊三擇一即可！

隨時輕鬆做

項目 4
「站著做胸部伸展操」
→ P.58

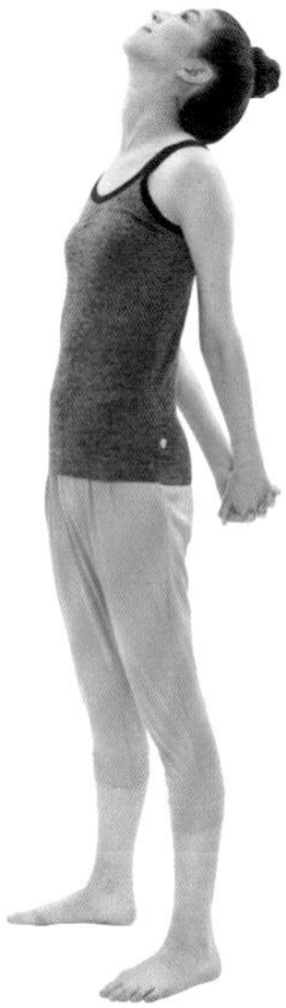

＊也可以做
P.62的
「項目6」

工作空檔也能做

項目 8
「坐著做胸部伸展操」
→ P.66

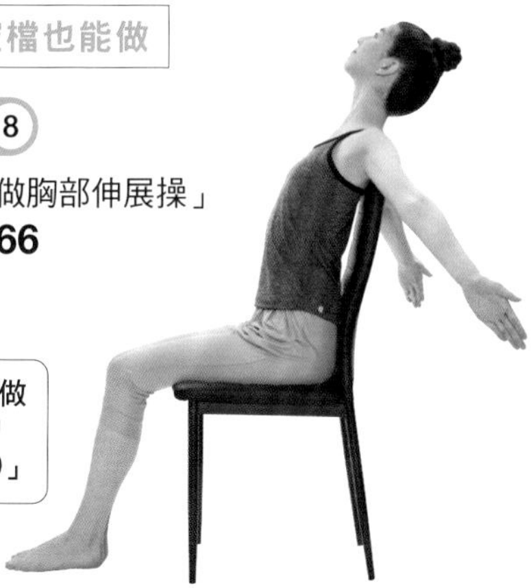

＊也可以做
P.68的
「項目9」

全面伸展

項目 10「躺著做胸部伸展操」→ P.70

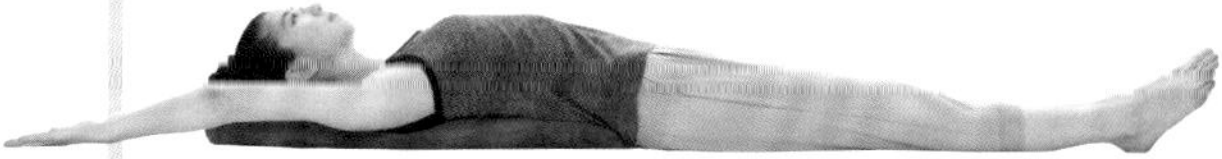

＊也可以做P.72的「項目11」

階段
2

肩頸疼痛型

肩頸操・組合

〈適合抬頭就肩頸疼痛的人〉

這種情況的疼痛是因為頸部及胸部的肌肉緊繃，想要消除疼痛就必須讓肌肉放鬆。這組肩頸操不必把疼痛的頸部往後彎（抬頭的動作）就能達到放鬆肌肉的效果。

※低頭跟抬頭都會痛的人也可以做這組肩頸操。

5分鐘基本組合

1 伸展頸部後側

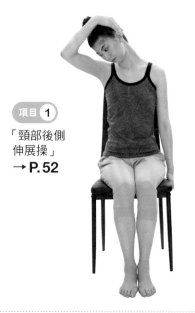

項目 1
「頸部後側伸展操」
→ P.52

2 伸展頸部前側

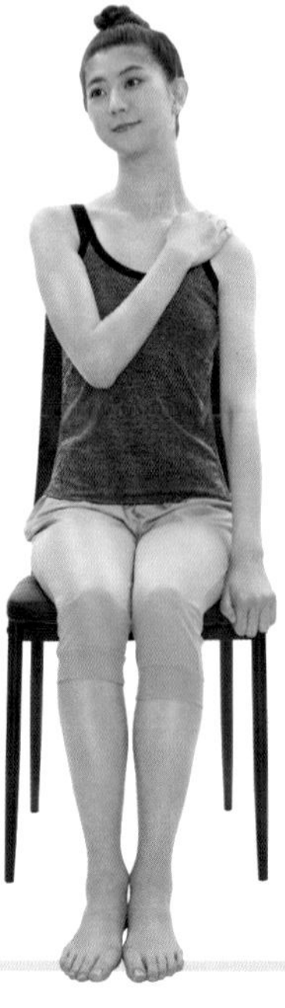

項目 3
「頸部前側伸展操・變化版〈不抬頭〉」
→ P.56

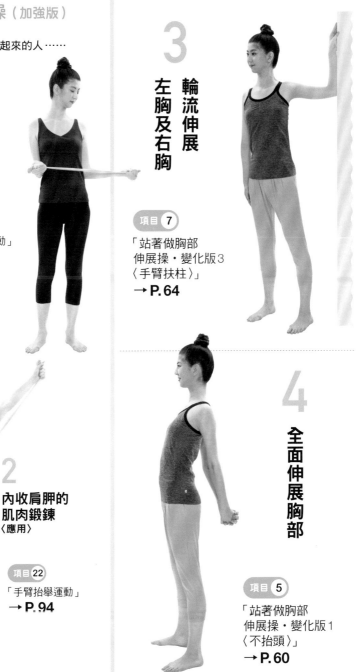

肩頸操（加強版）

★想快點好起來的人……

1 內收肩胛的肌肉鍛鍊〈基本〉

項目 21

「手臂外旋運動」

→ P. 92

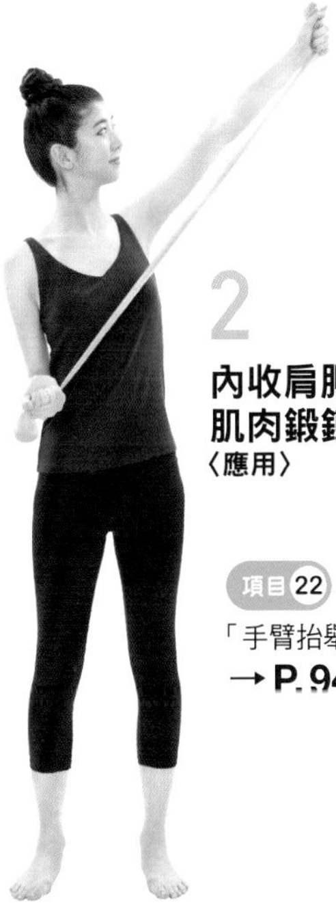

2 內收肩胛的肌肉鍛鍊〈應用〉

項目 22

「手臂抬舉運動」

→ P. 94

3 輪流伸展左胸及右胸

項目 7

「站著做胸部
伸展操・變化版3
〈手臂扶柱〉」

→ P. 64

4 全面伸展胸部

項目 5

「站著做胸部
伸展操・變化版1
〈不抬頭〉」

→ P. 60

階段
3
手臂麻木、疼痛型
肩頸操・組合

頸椎變形導致神經根受到壓迫時，就會出現手臂麻木、疼痛的症狀。我設計的「頸部伸展操」就是用來解決這種神經壓迫的問題。階段3的肩頸操組合將以「頸部伸展」為主要動作。

5分鐘基本組合

1 用「頸部伸展操」釋放被壓迫的神經

項目13「頸部伸展操」→P.76

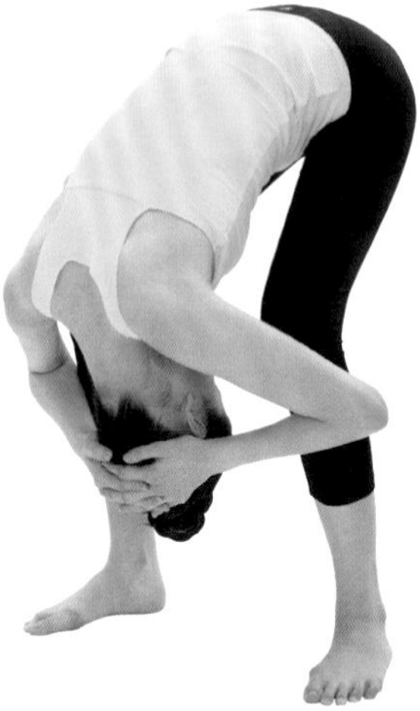

＊也可以做P.78～84的「項目14～17」

2 伸展久一點的「頸部伸展操」

項目18「側姿頸部伸展操」→P.86

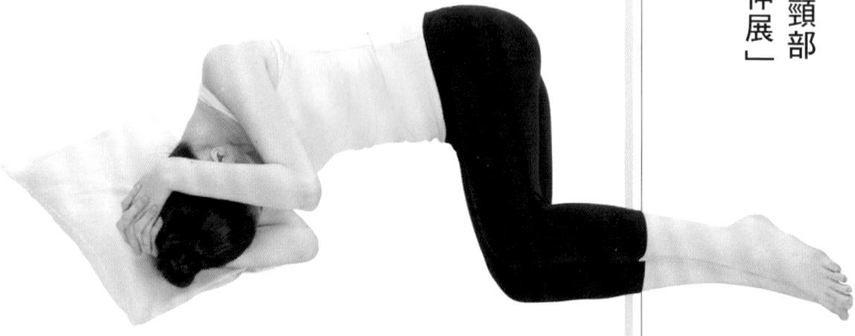

肩頸操（加強版）

★覺得頸部後方僵硬的人……

伸展頸部後方

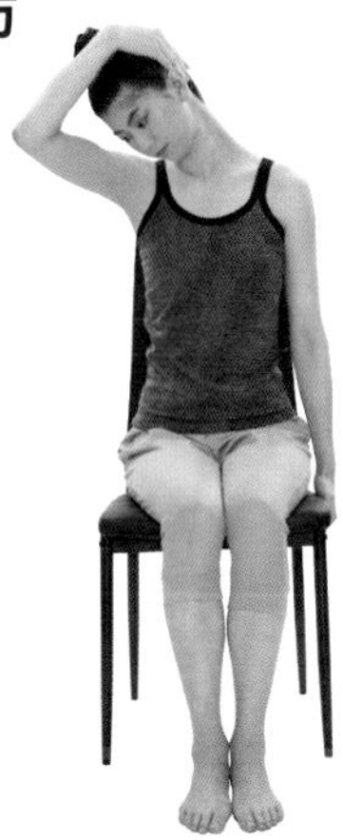

項目 1

「頸部後側伸展操」

→ P. 52

※只要做有症狀的那一邊即可。試試看這個動作，若出現疼痛或麻痺感，請立刻停止動作。

3 伸展胸部

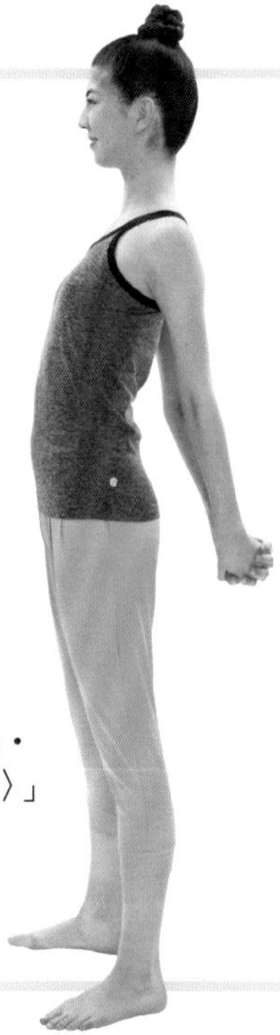

項目 5

「站著做胸部伸展操・變化版 1〈不抬頭〉」

→ P. 60

何謂「頸部伸展操」？

伸展頸部後方並同時彎曲頸椎，藉此加大椎骨與椎骨之間的椎間孔。這組動作可以改善神經根受壓迫的問題、促進神經修復。

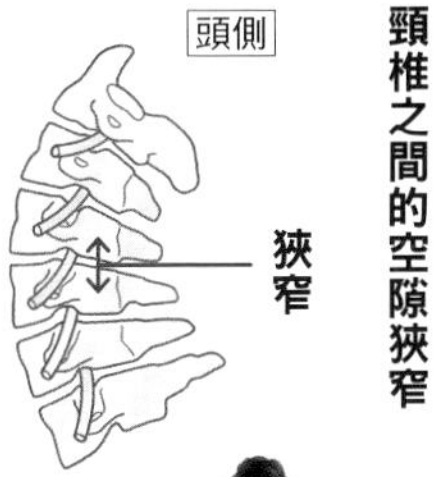

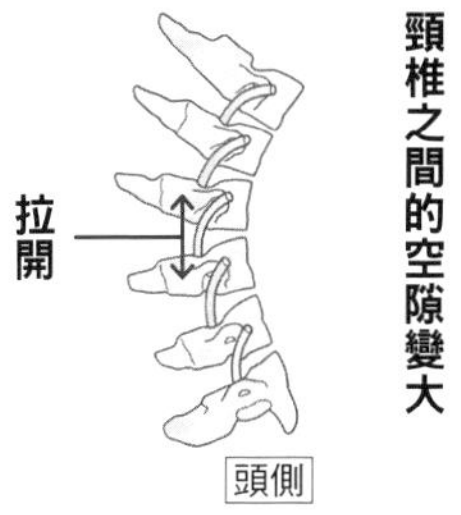

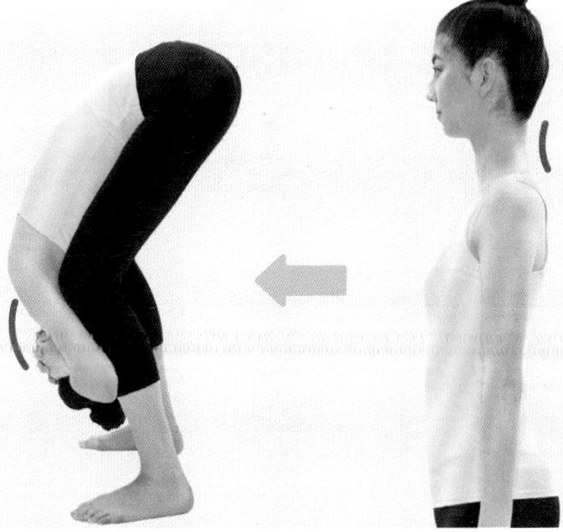

頸部後側伸展操

肩頸操

項目 1

有效放鬆提肩胛肌與斜方肌上半部

伸展頸部後側對於放鬆提肩胛肌與斜方肌上半部（參考第20頁）特別有效。這個動作能讓這兩塊肌肉自然地伸展，減輕肌肉的緊繃狀態。以下介紹的是坐著做的伸展動作，想要站著做也沒問題。

1 放輕鬆坐在椅子上。
左手抓著椅面邊緣。

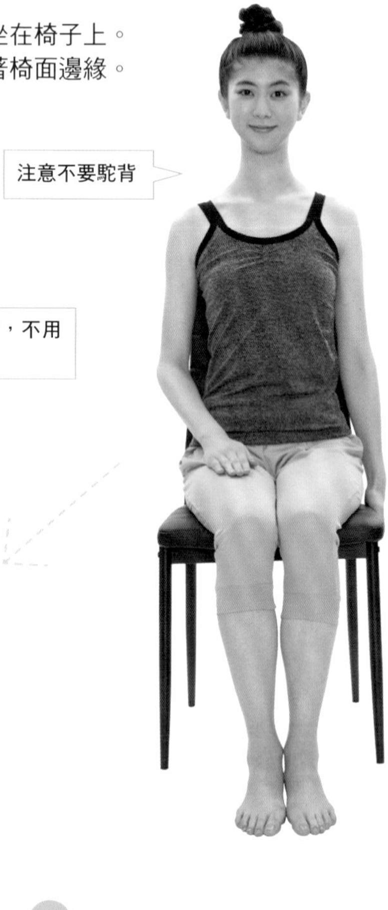

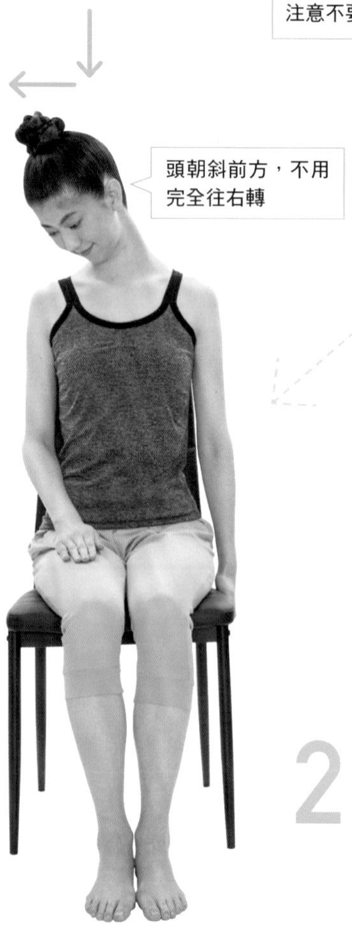

2 把頭往下低，
再轉向右邊。

換個角度看！

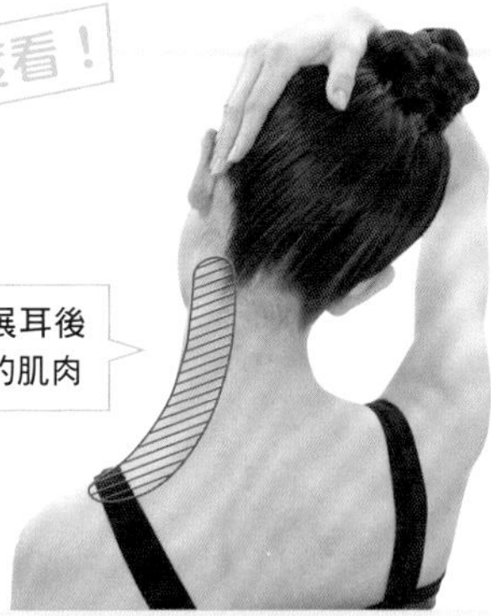

充分伸展耳後
至肩膀的肌肉

從後面看

手扶著耳朵後面，並把頭往斜前方壓。

慢慢地把頭往下壓，伸展頸部後側的肌肉

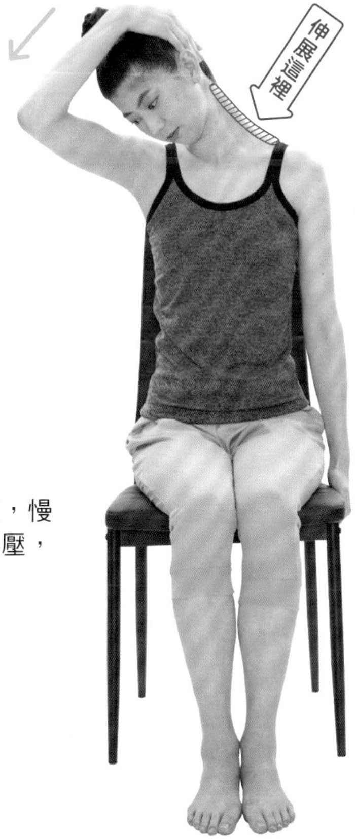

保持
10秒！

3

右手扶住頭部左側，慢慢地把頭往右前方壓，維持動作10秒。

保持10秒×3次　換邊做同樣的動作

貼心提醒　可以稍微改變頭的角度，找出更痠痛的部位伸展的效果會更好。

頸部前側伸展操

有效放鬆斜角肌

頸椎病的人多半也會有頸部前側肌肉僵硬的問題，其中特別容易痠痛的肌肉就是斜角肌（參考第20頁）。這個動作可以伸展並放鬆斜角肌。以下介紹的是坐著做的伸展動作，想要站著做也沒問題。

1 放輕鬆坐在椅子上。左手抓著椅面邊緣。右手放在左肩與鎖骨之間往下壓。

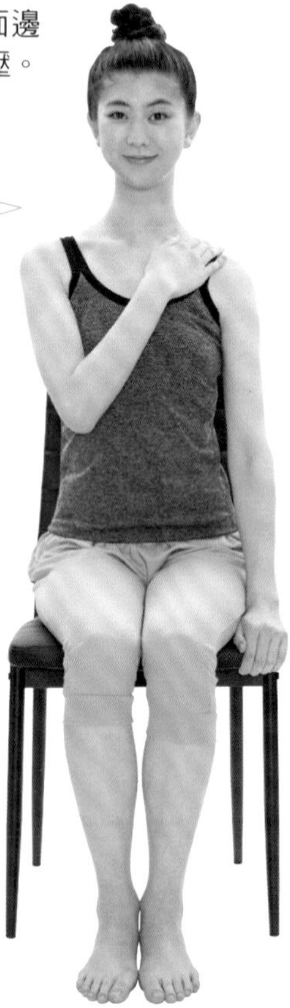
注意不要駝背
抓著椅面前側邊緣

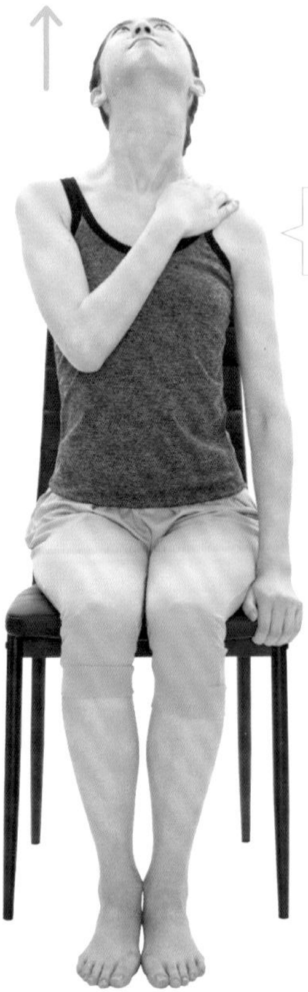
肩膀跟鎖骨不要動

2 接下來的動作會讓頭往右後方倒。首先把頭往上抬。

這樣做也 OK!

用手壓住肩膀跟鎖骨會比較好伸展，但覺得這樣不舒服的話，只把頭斜斜地往上抬也OK。

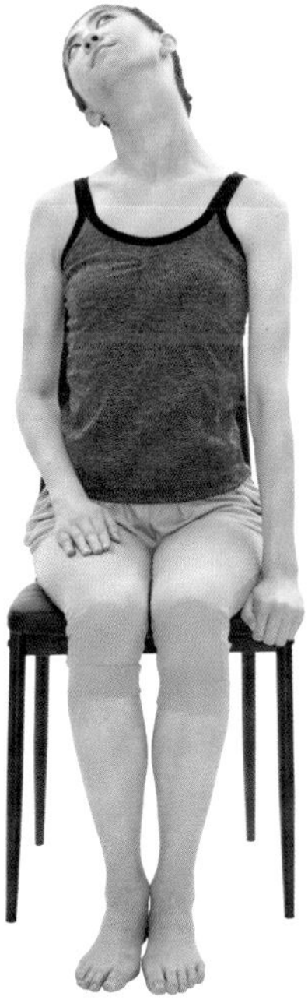

3

接著把臉轉向右邊。感覺頸部左前方的肌肉在伸展，完全伸展後保持動作10秒。

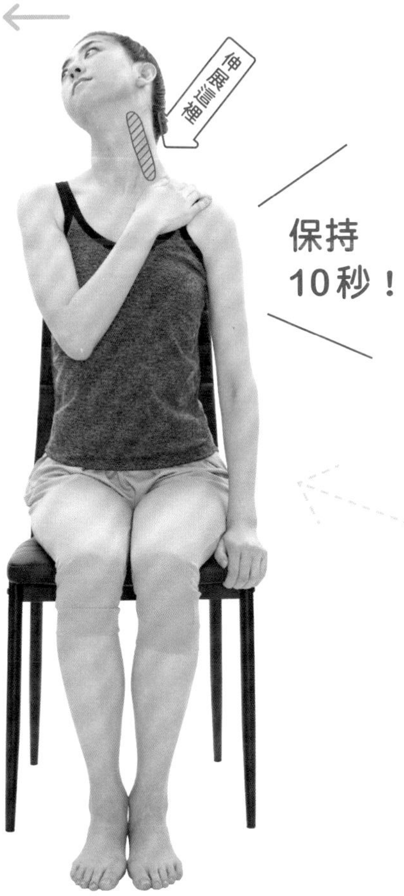

保持10秒 × 3次　換邊做同樣的動作

貼心提醒　跟項目1一樣，可以稍微改變頭的角度，找出更痠痛的部位，這樣伸展的效果會更好。

頸部前側伸展操

不抬頭 變化版

用手壓住鎖骨，伸展斜角肌

這組變化版的伸展操是特別設計給做項目2的抬頭動作就會疼痛的人。不必把頭往上仰，只需眼睛平視前方，在不疼痛的範圍內進行即可。祕訣是一手抓緊椅子邊緣，另一手用力把鎖骨往下壓。

1 放輕鬆坐在椅子上。左手抓緊椅面邊緣，右手壓住左肩與鎖骨之間的部分。

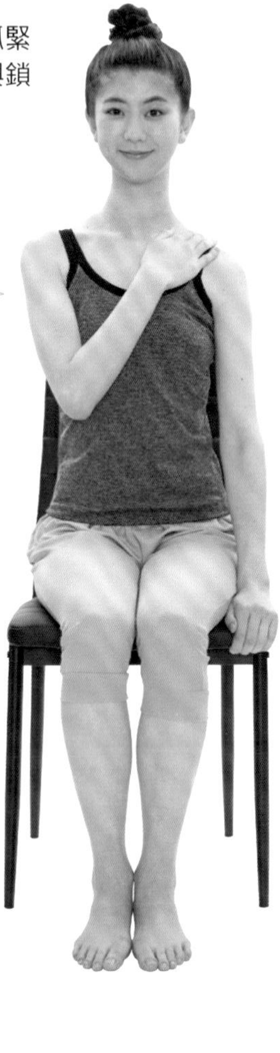

注意不要駝背

抓著椅面前側邊緣

這樣做 NG!

背不挺直的話，斜角肌就很難得到伸展。

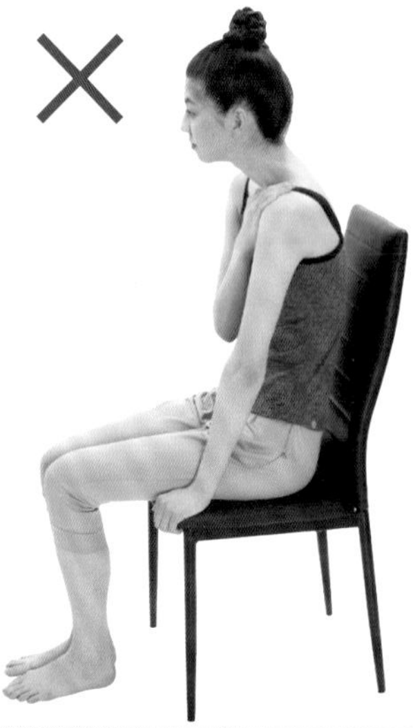

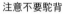

2

將鎖骨往下壓，伸展頸部前側。感覺頸部左前方的肌肉在伸展，伸展到極限後保持動作10秒。

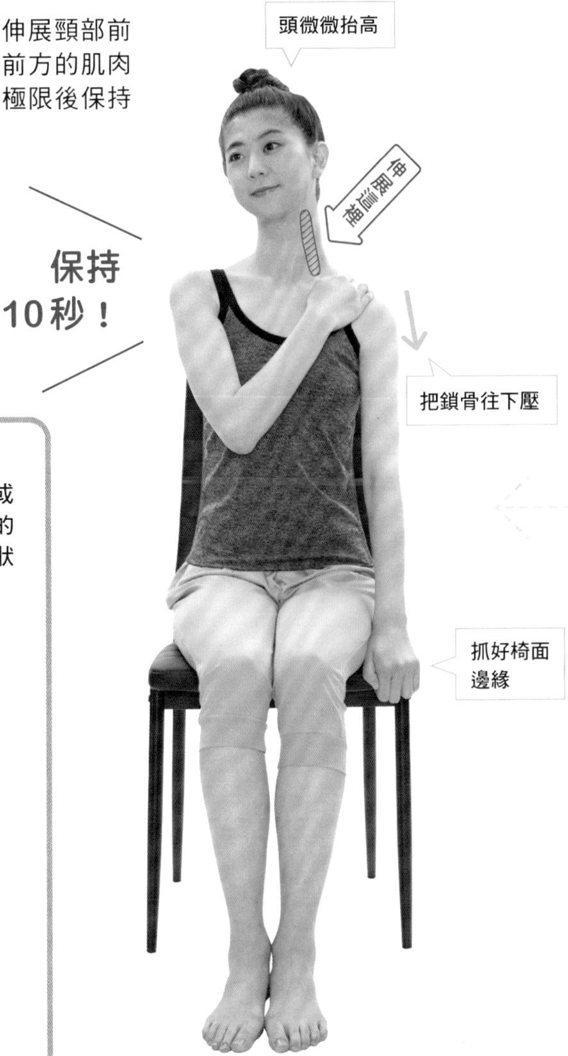

這樣做 NG!

不可以把頭整個往旁邊歪或往後倒。本來抬頭就會痛的人這樣做的話，只會讓症狀更糟糕。

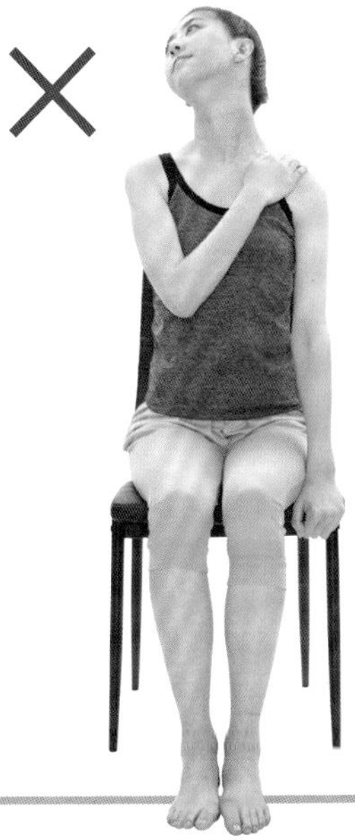

保持10秒 × 3次　換邊做同樣的動作

站著做胸部伸展操

伸展胸部及胸椎，改善駝背問題

胸部的肌肉或胸椎一旦僵硬就容易形成駝背，是造成頸椎病的主要原因。這個動作可以有效矯正駝背姿勢，只要站著把頭往後仰，胸椎就可以很好的伸展。

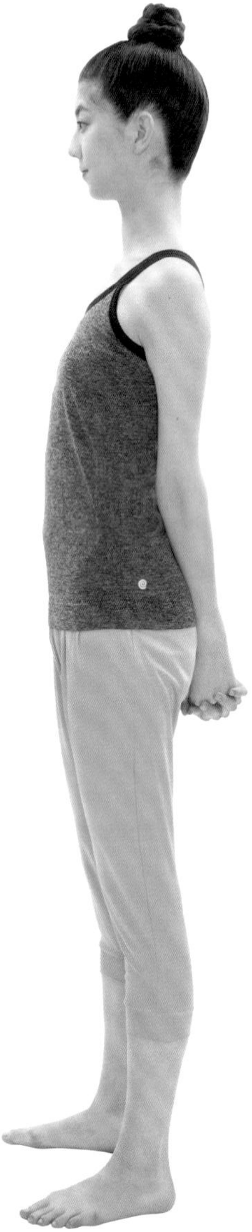

1

雙腳打開至與肩同寬。雙手放在背後，手靠著臀部相扣。

雙手相扣的方式不拘

貼心提醒

雙手相扣的方式有：手心對著手心十指緊握、一手抓住另一手的大拇指、一手握住另一手的手腕等等。如果雙手在背後相扣的動作會造成肩膀疼痛的話，也可以改成P. 61的動作。

換個角度看！

從側面看 上半身往後仰，感覺胸部跟胸椎在伸展。

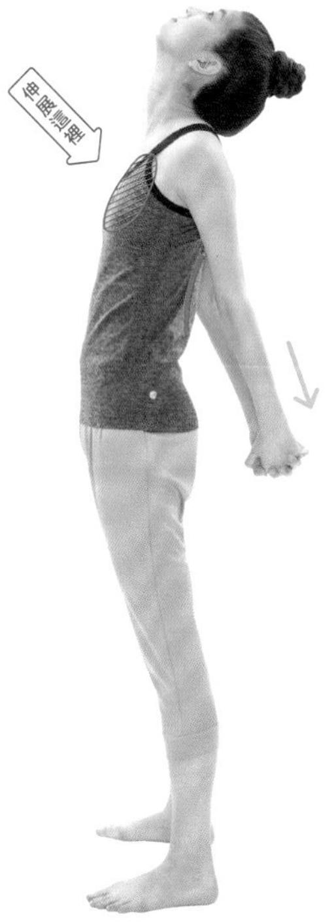

從後面看 兩邊的肩胛骨往中間靠。

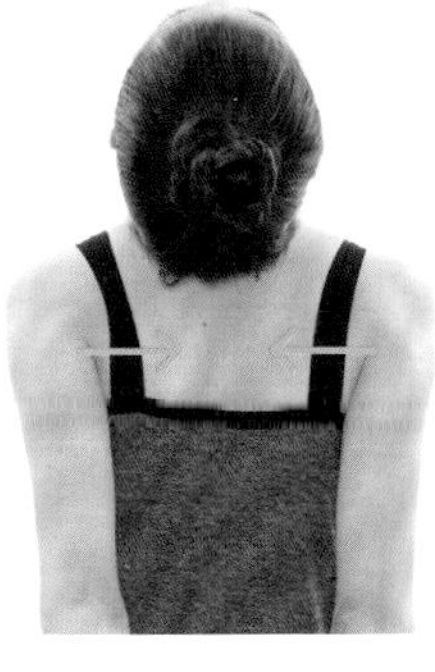

2 把頭往上抬。雙手離開臀部，用力往下拉。感覺到兩邊的胸膛與胸椎在伸展，保持動作20秒。

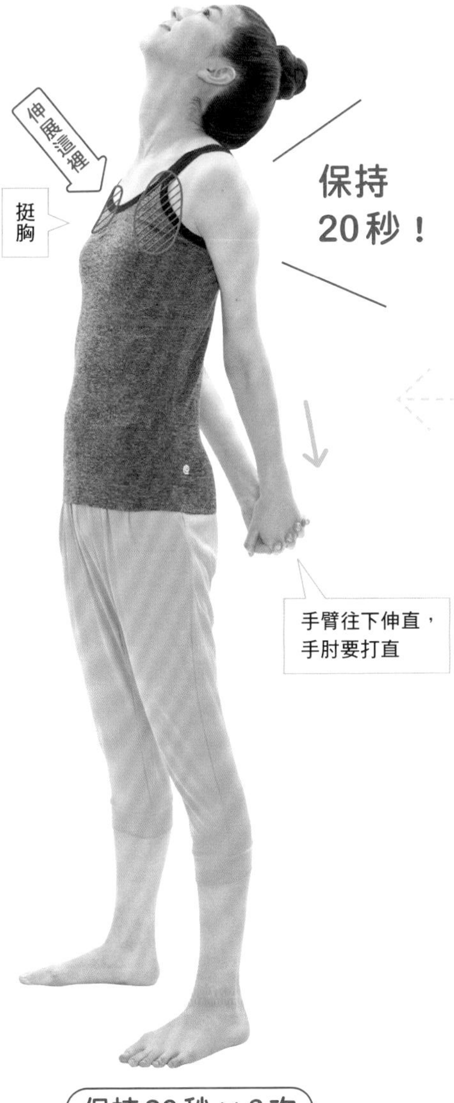
伸展這裡
挺胸
保持20秒！
手臂往下伸直，手肘要打直

保持20秒×3次

站著做胸部伸展操

變化版1 不抬頭

不抬頭也能伸展胸部

這組變化版的伸展操是特別設計給做項目4的抬頭動作就會疼痛的人。不必把頭往上仰，只需眼睛平視前方，在不疼痛的範圍內進行即可。祕訣是把肩胛骨往內收，專注背部的伸展。

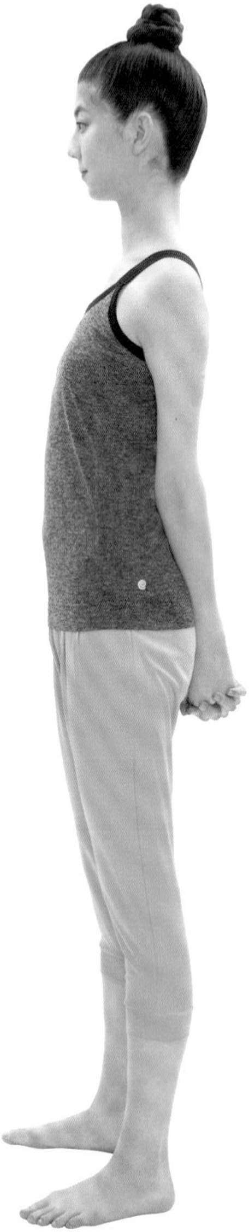

1

雙腳打開至與肩同寬。雙手放在背後，手靠著臀部相扣。

雙手相扣的方式不拘

貼心提醒

做項目4、5的動作時要盡量挺胸。請注意背後相扣的雙手別抬得太高，這樣才能確實挺起胸部。

這樣做也OK!

若雙手放在背後相扣的動作會讓肩膀疼痛，可以不用勉強。只要把張開雙手再往後拉，也有同樣的效果。

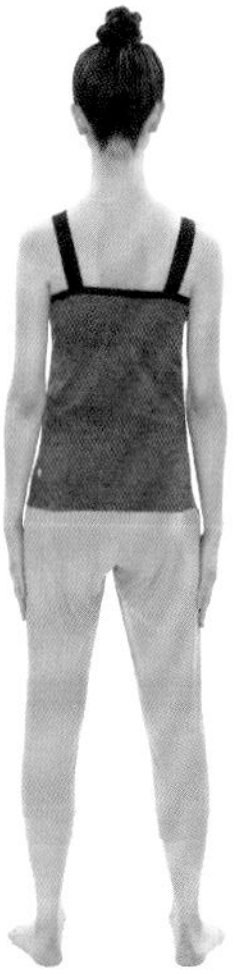

1 雙腳打開，與肩同寬。

2 像展開翅膀一樣，張開雙手並往後拉。

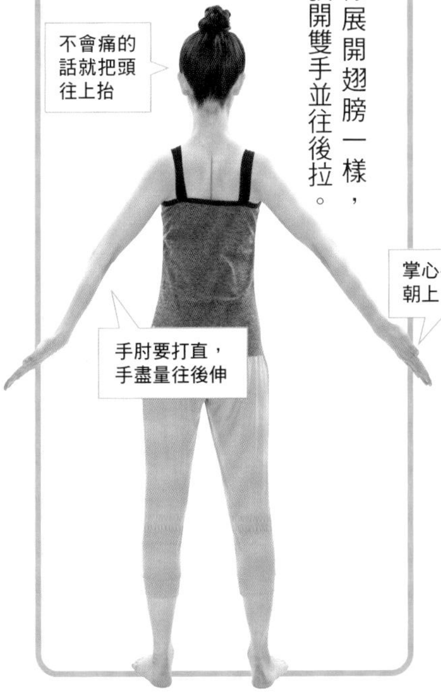

不會痛的話就把頭往上抬
掌心要朝上
手肘要打直，手盡量往後伸

2 雙手離開臀部，手臂用力往下拉。感覺兩邊的胸部與胸椎在伸展，保持動作20秒。

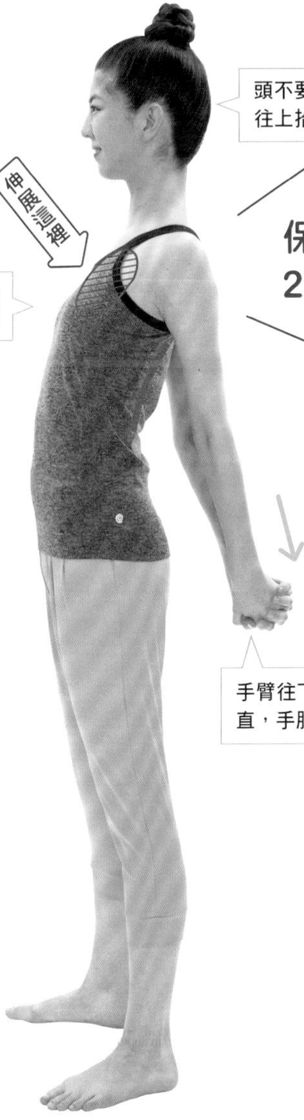
挺胸
頭不要往上抬
保持20秒！
手臂往下後方伸直，手肘要打直

保持20秒×3次

站著做 胸部伸展操

變化版 2 手握毛巾

以毛巾輔助，增加伸展胸部的範圍

這個變化版的伸展操以毛巾輔助，伸展到的範圍會比項目4、5更大。胸部下方緊繃的人很適合做這個動作，使用家裡常見的洗臉毛巾即可。

1

雙腳打開至與肩同寬。雙手分別握住毛巾的兩端。

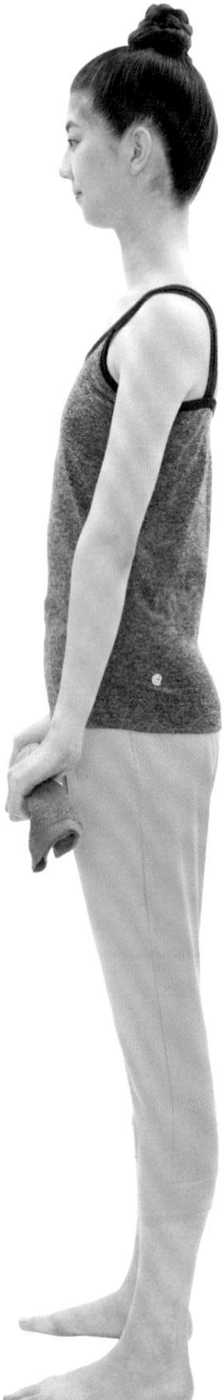

換個角度看！

從斜前方看

動作2要確實挺起兩邊的胸部。

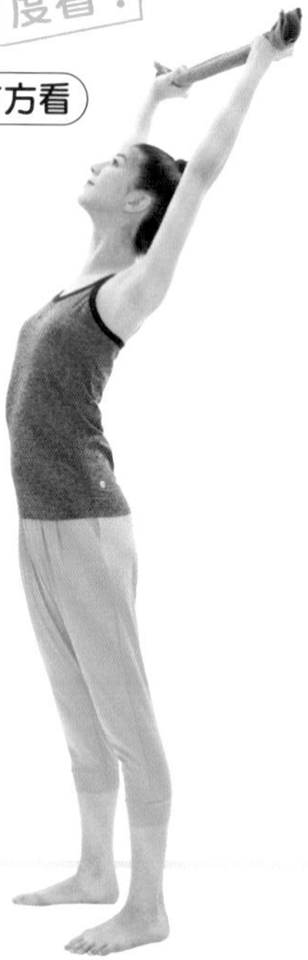

貼心提醒

請依照自己的身材及身體的柔軟度，調整手握毛巾的幅度。雙手抬高時會覺得挺胸的感覺很舒服才是最剛好的幅度。

這樣做也OK!

身體太僵硬以致無法將毛巾往後舉時，高舉至頭頂上方即可。

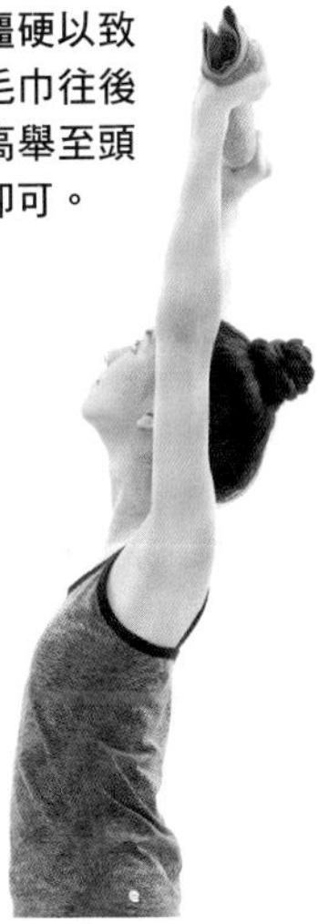

抬頭就會疼痛的人保持眼睛平視前方的姿勢就好。

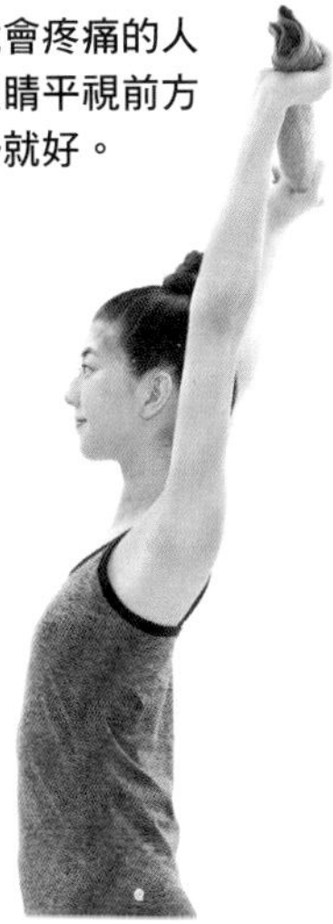

2

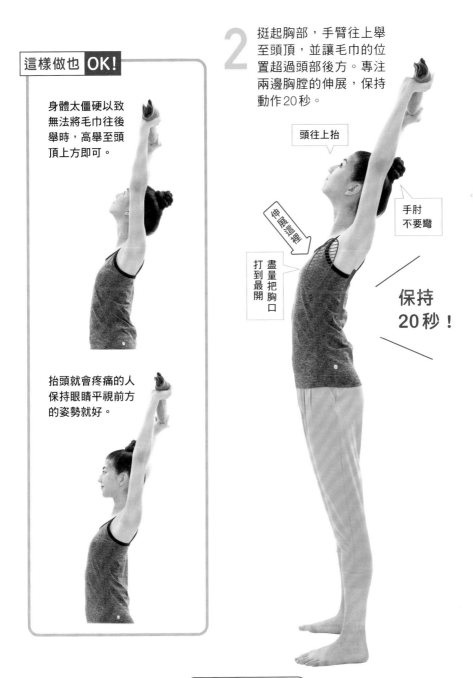

挺起胸部，手臂往上舉至頭頂，並讓毛巾的位置超過頭部後方。專注兩邊胸膛的伸展，保持動作20秒。

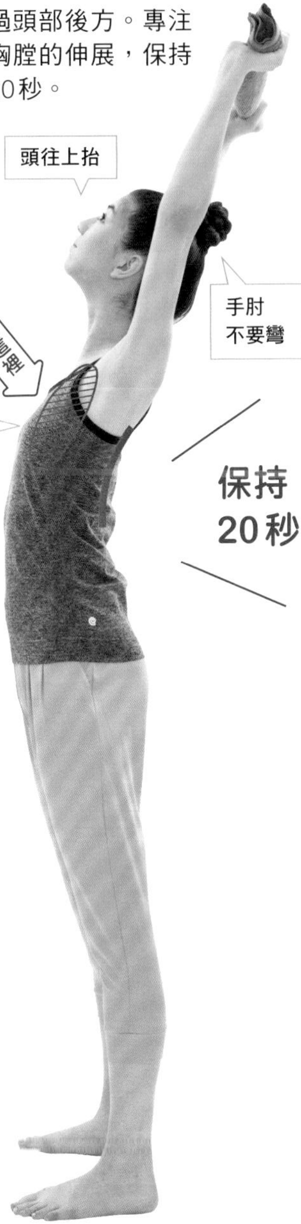
頭往上抬
手肘不要彎
伸展這裡
盡量把胸口打到最開
保持20秒！

保持20秒×3次

站著做胸部伸展操

變化版3 手臂扶柱

上半身不必往後仰也能伸展胸部

這個胸部伸展操的變化版不用把上半身往後仰也能讓胸部的肌肉得到伸展。只要把手臂靠在柱子上，並改變身體的方向，就能達到伸展的效果。這個動作能讓人一邊感受肌肉的伸展，一邊確實地伸展胸部。

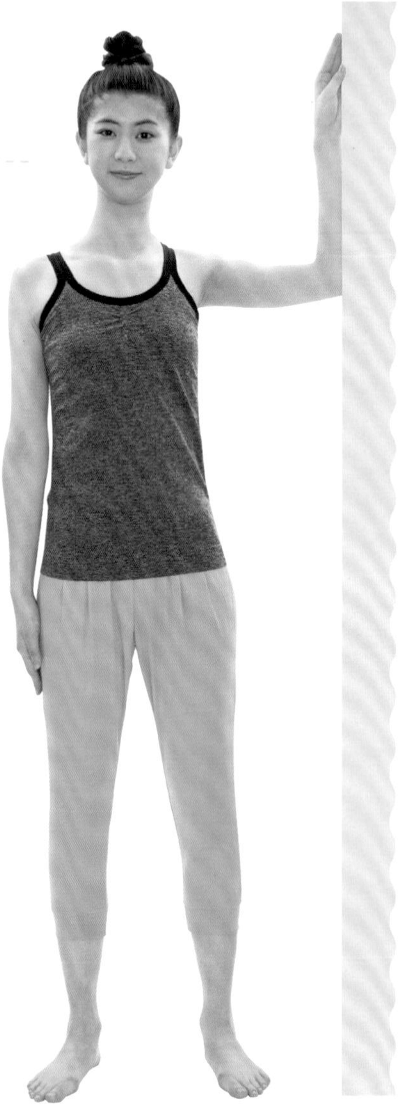

1

站在柱子邊，雙腳打開至與肩同寬。左手肘彎曲至前臂與上臂呈直角，並舉高前臂靠著柱子。假如沒有適合的柱子，也可以扶著門框或牆角。

貼心提醒

身體旋轉的角度要盡量大一點，才能讓胸部的肌肉伸展得更確實。若覺得這樣的站法不方便轉身，也可以把一隻腳稍微往前放。

這樣做也OK!

手肘彎曲的角度改變，胸肌得到伸展的部位也會不一樣。可以試試看增加手肘彎曲的角度，假如這樣做更能感受到胸肌在伸展，就用這個姿勢進行伸展。

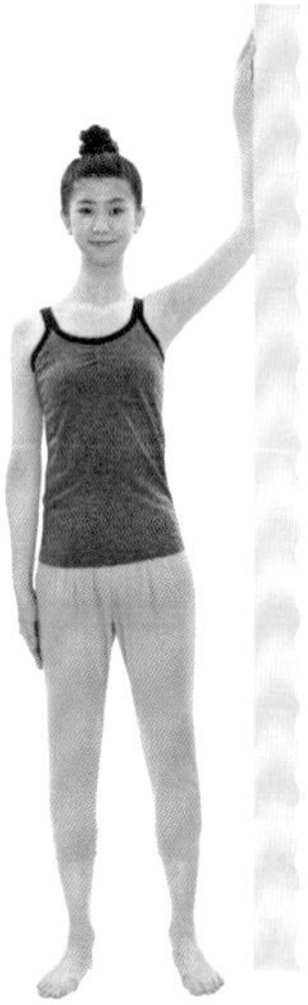

1 把扶著柱子的手往上挪，要高於右頁的動作1

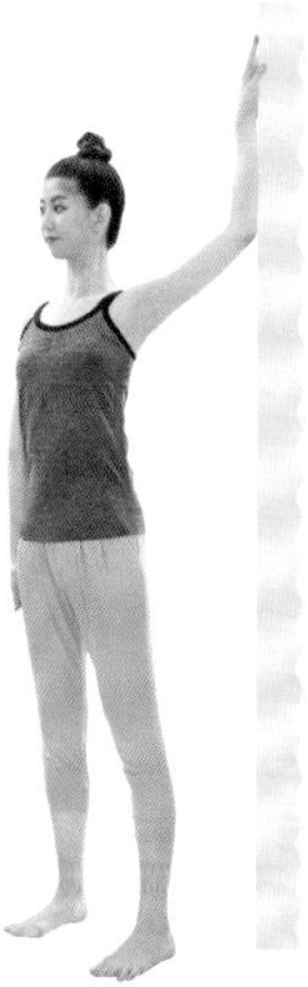

2 改變腳尖方向，讓整個身體朝向右前方，伸展左側胸部。

2 改變腳尖方向，讓整個身體朝向右前方，就能伸展到左側胸部。專注於肌肉的伸展，保持動作20秒。

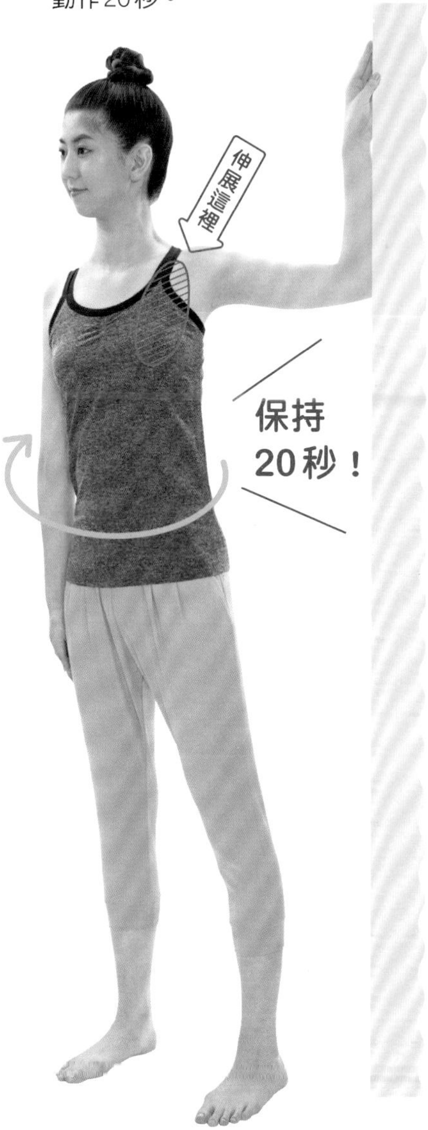

保持20秒×3次　換邊做同樣的動作

坐著做胸部伸展操

坐著做胸部伸展操

項目4的動作確實更能伸展胸部及胸椎，若是在工作的空檔等時機想做伸展的話，其實坐著做也沒問題。長時間使用電腦的人很適合這樣的伸展方式。另外，肩膀疼痛的人做這個動作也會輕鬆一點。

1 放輕鬆坐在椅子上，臀部貼緊椅背。

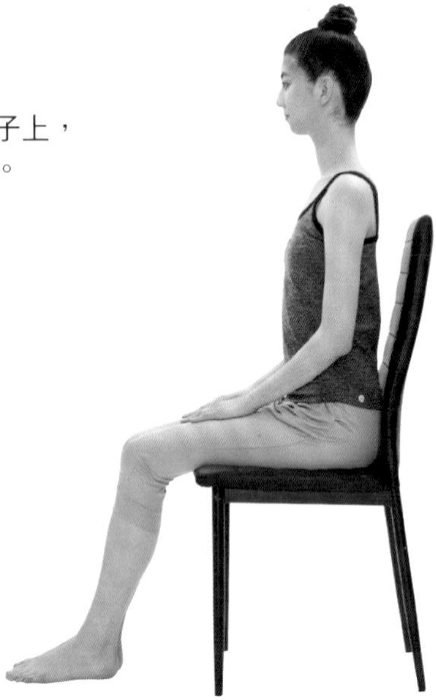

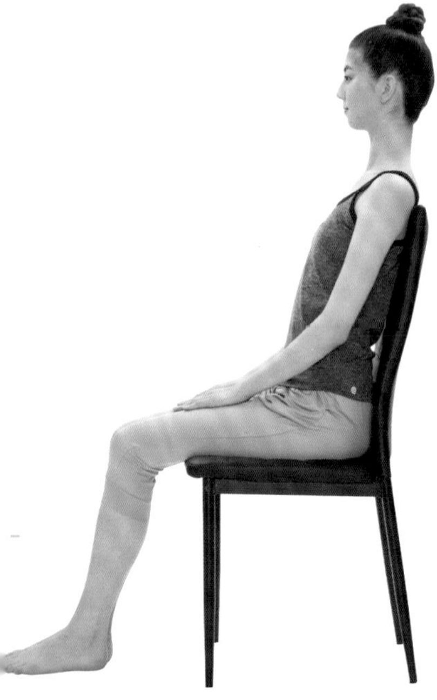

2 背部也靠著椅背。

貼心提醒

有時椅背的形狀可能會影響到動作3的手臂姿勢。假如手臂往後舉會卡到椅背，也可以把上半身稍微向前，不一定要緊貼著椅背。

這樣做NG！

手心朝下的伸展效果不好。

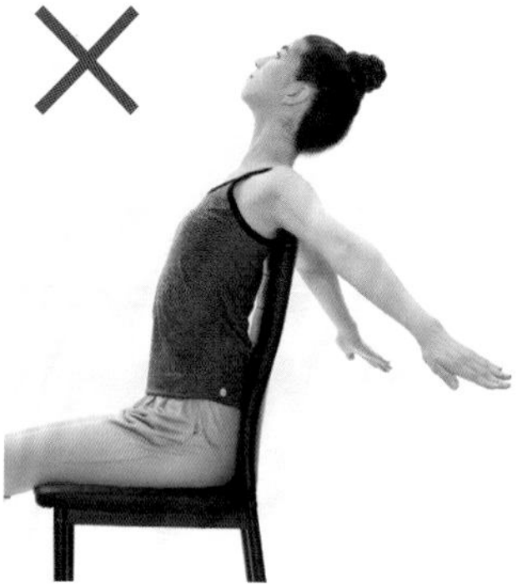

這樣做也OK！

抬頭就會疼痛的人也可以保持眼睛平視前方。

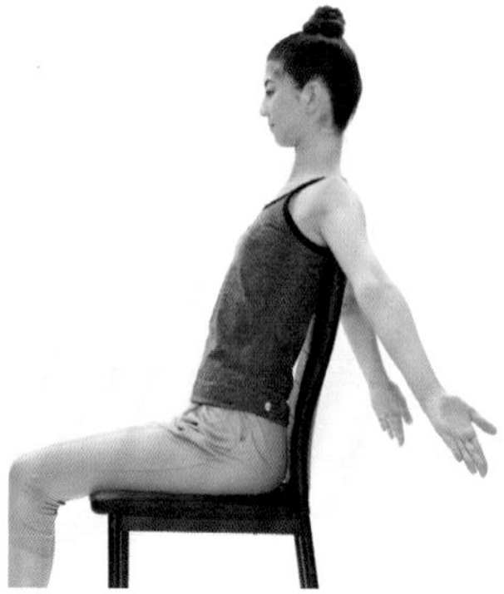

3

頭往上抬。像展開翅膀一樣張開雙臂並往後拉，讓胸部往前拱起。專注於胸肌的伸展，保持動作20秒。

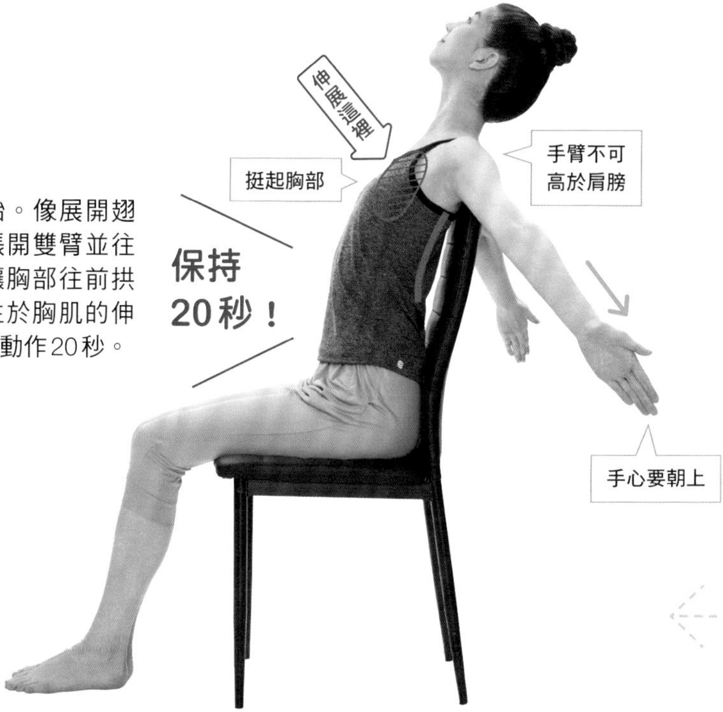
伸展這裡
挺起胸部
手臂不可高於肩膀
保持20秒！
手心要朝上

保持20秒×3次

坐著做胸部伸展操

變化版
手握毛巾

覺得胸部下方僵硬緊繃

手握毛巾的話，就能讓胸部伸展的範圍比項目8還要大。覺得胸部下方僵硬緊繃的人很適合這個伸展動作，而且這個變化版還可以靠著椅背，應該會覺得做起來比項目6輕鬆。

1 放輕鬆坐在椅子上，臀部貼緊椅背。雙手分別握住毛巾的兩端。

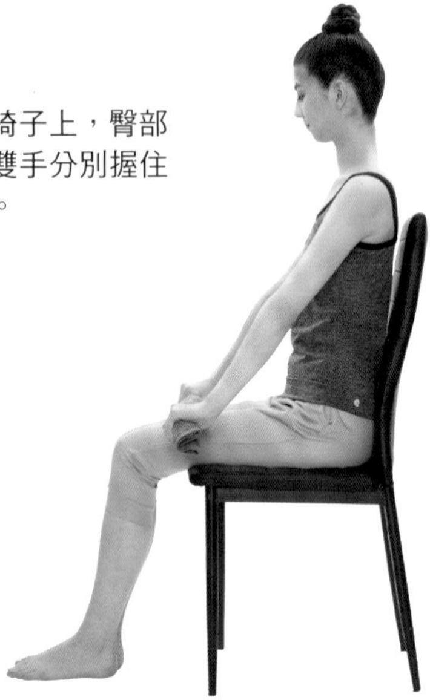

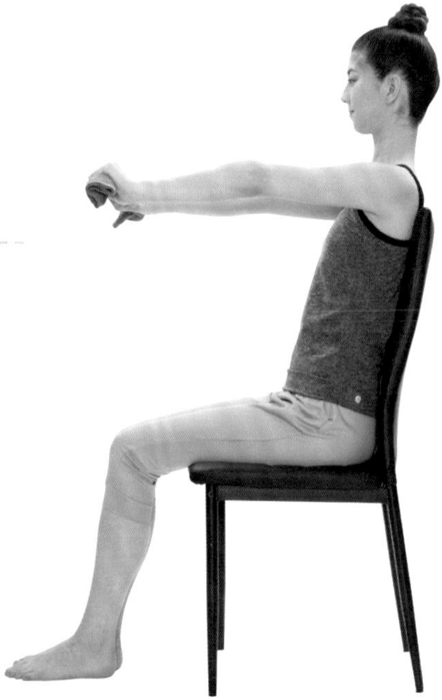

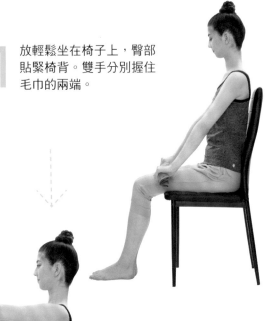

2 背也緊貼椅背。將毛巾平舉至與肩同高。

貼心提醒

請依照自己的身材及身體的柔軟度，調整手握毛巾的幅度。雙手抬高時覺得胸口打開的感覺很舒服，才是最剛好的幅度。

這樣做也OK！

身體太僵硬而無法把毛巾往後舉到超過頭部的話，高舉到頭頂上方即可。

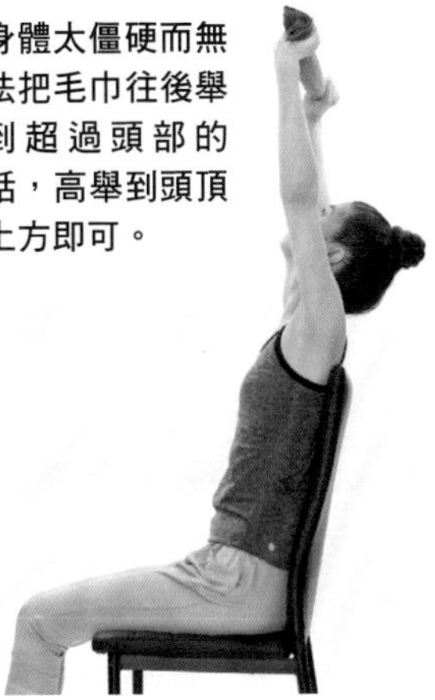

抬頭就會疼痛的人平視前方即可。

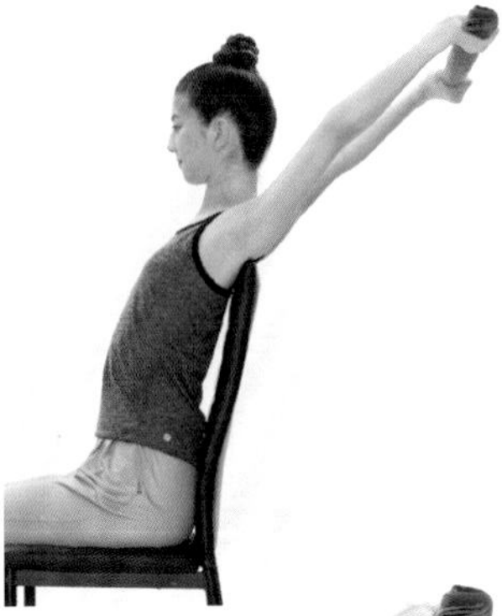

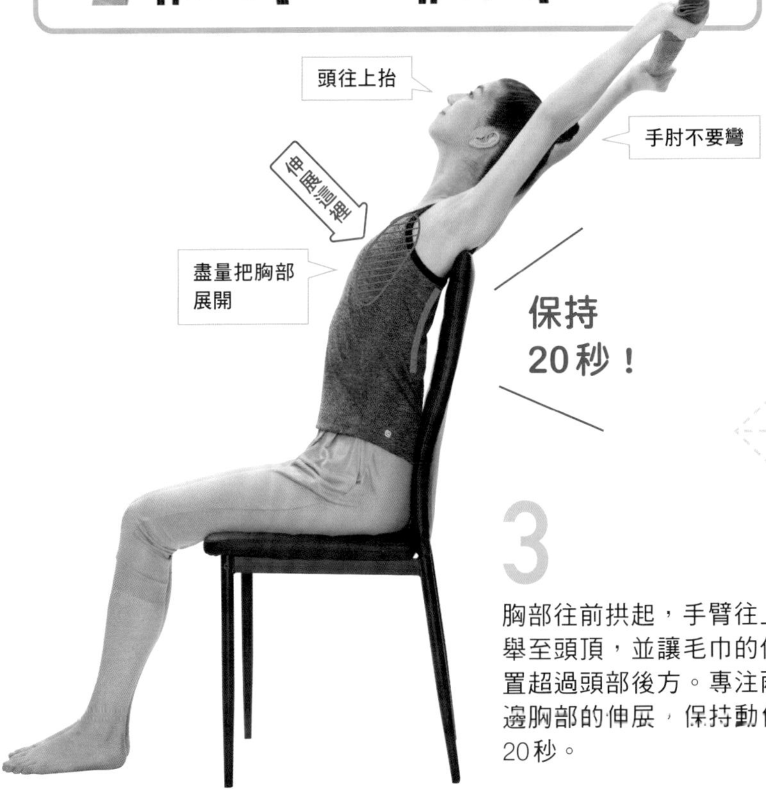
頭往上抬
手肘不要彎
伸展這裡
盡量把胸部展開
保持20秒！

3

胸部往前拱起，手臂往上舉至頭頂，並讓毛巾的位置超過頭部後方。專注兩邊胸部的伸展，保持動作20秒。

保持20秒×3次

躺著做胸部伸展操

完整伸展胸部與脊椎

只要利用「腰背枕」，就算躺著也能伸展胸部與胸椎。本書使用的腰背枕是將2～3條大浴巾縱向對摺，再疊在一起捲成長枕。讓脊椎躺在這條腰背枕上，胸椎就能得到很好的伸展效果。

1

把腰背枕放在地上，
坐在某一端的前方。

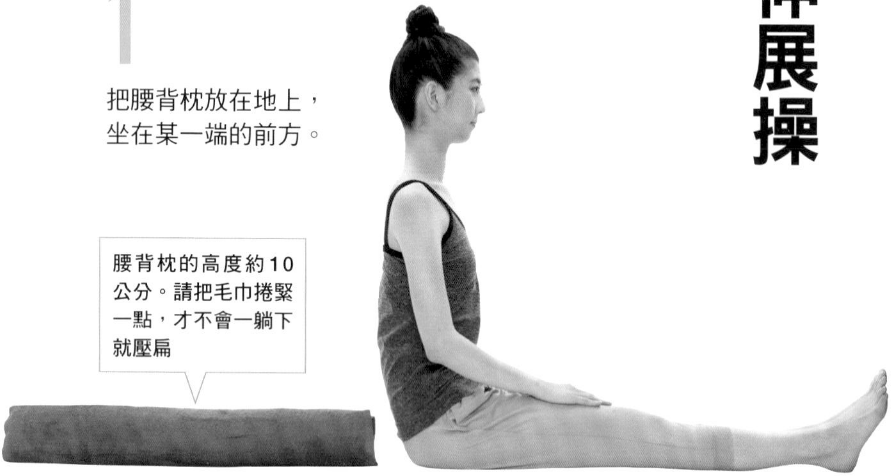
腰背枕的高度約10公分。請把毛巾捲緊一點，才不會一躺下就壓扁

2

慢慢往後躺，
讓頭部、背部及腰部都躺在腰背枕上。

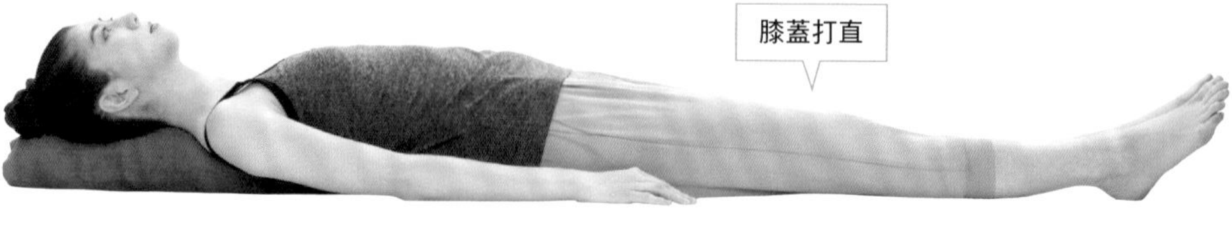

3 手臂舉高至頭部兩側，手肘保持90度彎曲。形成舉手投降的姿勢。

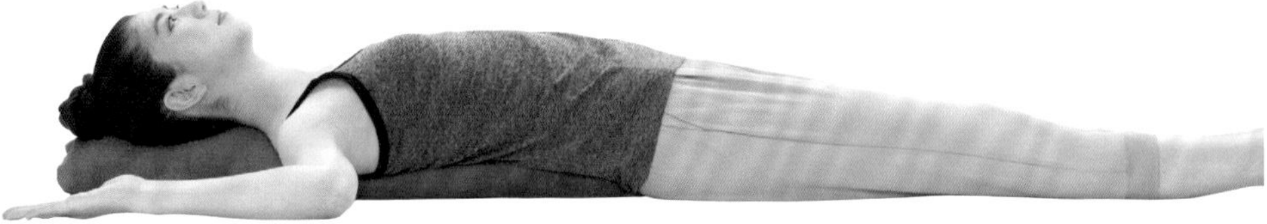

手心要朝上

4 手臂往頭頂的方向伸直，形成舉手高呼萬歲的姿勢，伸展整個身體。專注於胸部的伸展以及脊椎的往上拱，保持動作2分鐘。

保持2分鐘！

伸展這裡

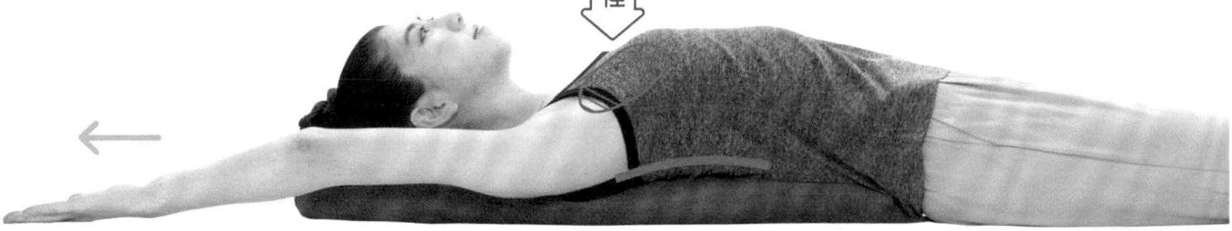

(保持2分鐘 × 1次) 覺得動作 4 做起來不舒服可以維持動作 3 就好

貼心提醒 腰背枕太短而墊不到頭部跟腰部時，也許會讓頸部與腰部覺得難受。做不好這個動作時，只要把腰背枕弄長一點，使長度超過頭頂就沒問題。請依照自己的體格調整腰背枕的長度。

肩頸操

項目 11

躺著做胸部伸展操

變化版 毛巾墊腰

可確實伸展胸部及胸椎

這個變化版的動作是將項目10的腰背枕轉向，達到更好的伸展效果。躺下時要讓背部最突出的肩胛骨部位靠在腰背枕上。這個動作可以確實伸展胸椎，很適合有嚴重駝背或身體柔軟度好的人。

1 把腰背枕橫放在地上。坐在躺下時剛好能墊著肩胛骨的位置。

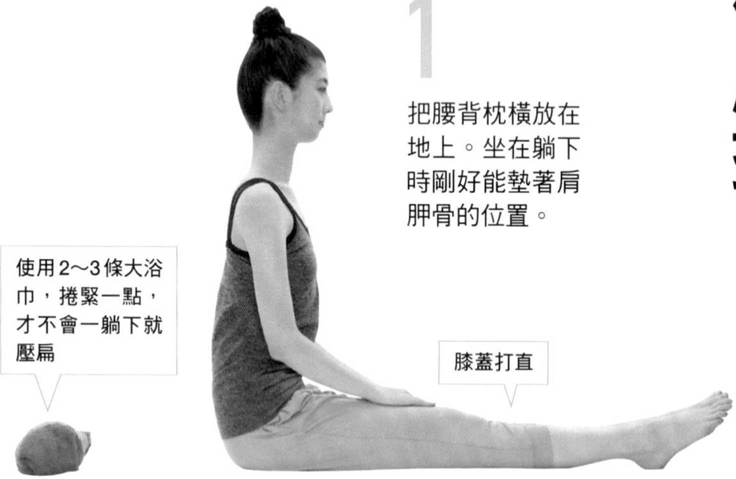
使用2～3條大浴巾，捲緊一點，才不會一躺下就壓扁
膝蓋打直

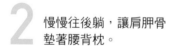

2 慢慢往後躺，讓肩胛骨墊著腰背枕。

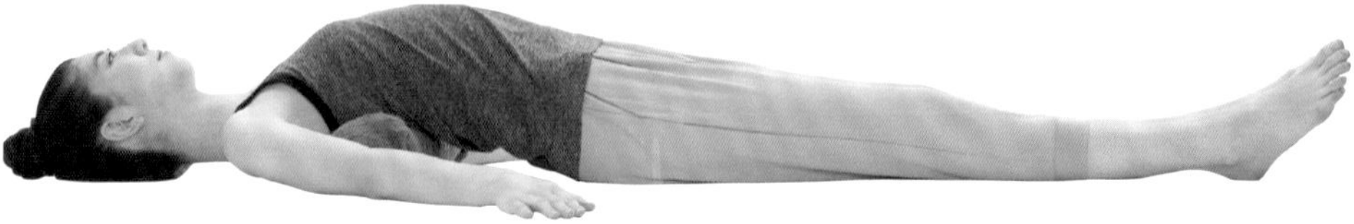

3 手臂抬高至頭部兩側，並將手肘保持90度彎曲。形成舉手投降的姿勢。

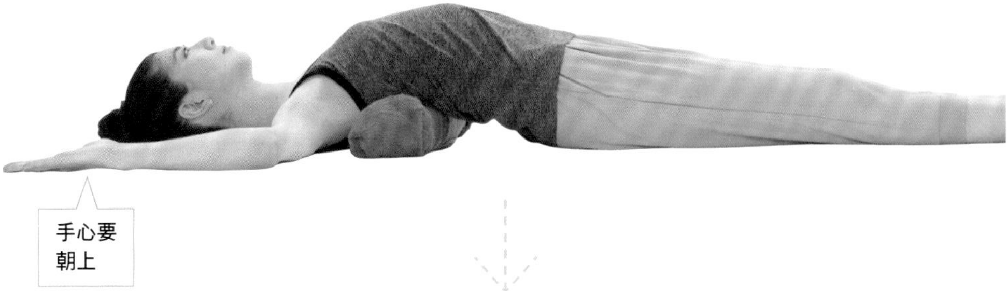

4 手臂往頭頂的方向伸直，形成舉手高呼萬歲的姿勢，伸展全身。專注胸部的伸展以及脊椎的往上拱起，保持動作2分鐘。

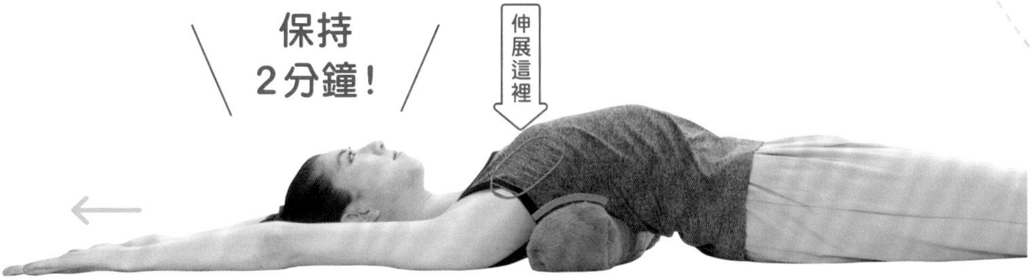

這樣做也OK!

覺得腰不舒服的話，也可以彎曲膝蓋做伸展。

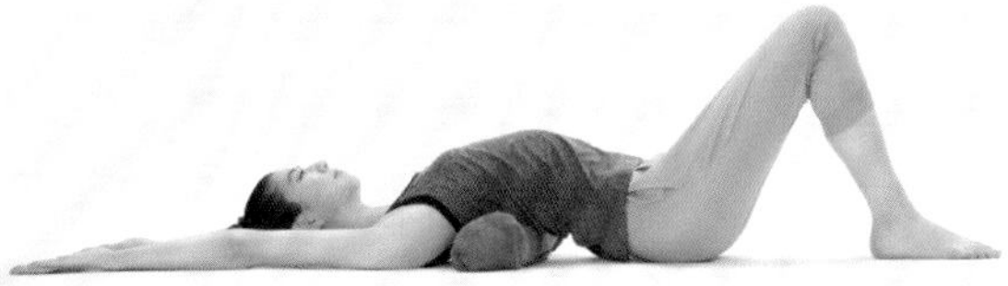

保持2分鐘 × 1次 覺得動作 4 不舒服可以維持動作 3 就好

貼心提醒 請依照自己的狀況調整腰背枕的高度。可以試試看不同的高度，伸展時覺得肩胛骨附近很舒服就是最適合的高度。

背部伸展操

有效伸展背部及肩胛骨的肌肉

這個伸展動作是特別設計給低頭就會疼痛的人。低頭會感到肩頸疼痛大多是因為背部肌肉與肩胛骨周圍的肌肉僵硬，這組伸展操的作用就是讓這些肌肉放鬆。

1

雙腳打開至與肩同寬。左手往前伸直，用右手抓著左手臂。

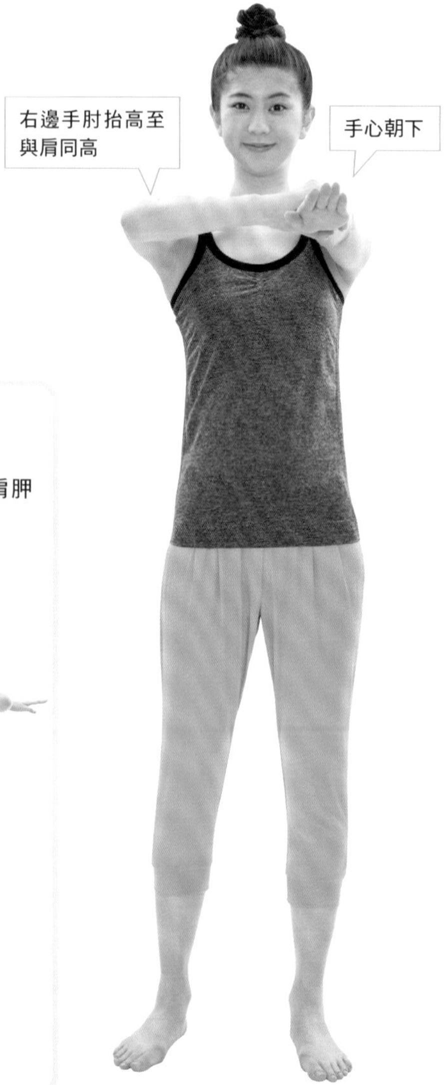

換個角度看！

從後面看

動作 2 會伸展左背及左肩胛骨附近。

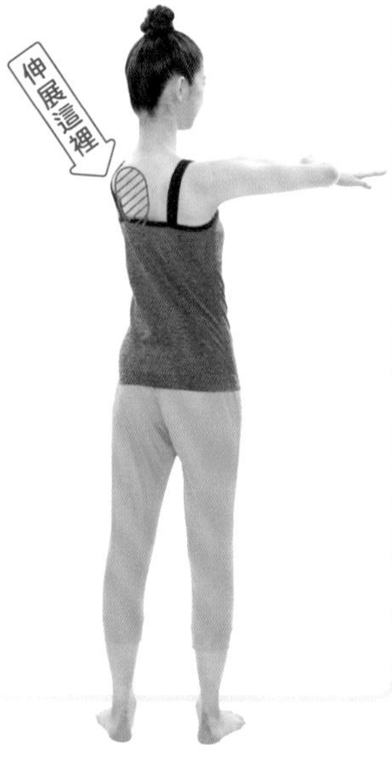

這樣做也 OK!

平舉的手再抬高一點，能更容易伸展到背部的肌肉。試試看這個姿勢，以自己更好伸展肌肉的方式進行伸展吧。

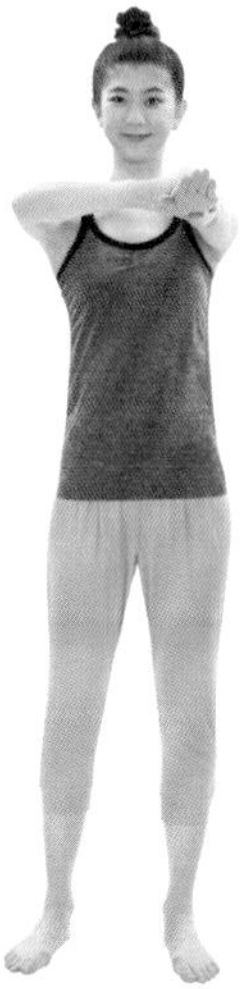

1 左手往前伸直，右手抓住左手臂。

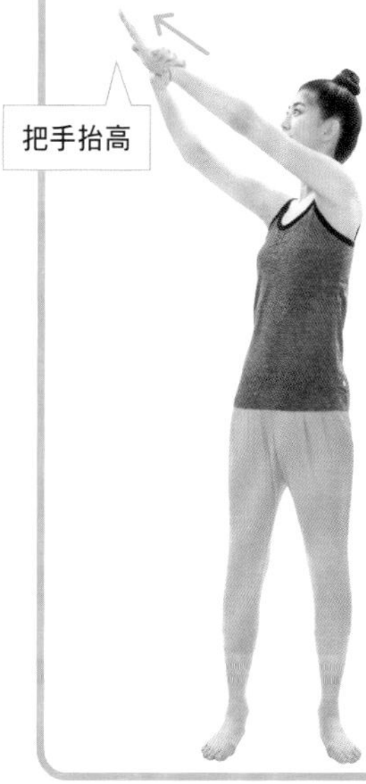

2 右邊手肘往上抬，右手把左手往右上方拉，讓上半身往右轉。

2 右手把左手臂往右拉，帶動上半身往右轉。這時左背及左肩胛骨附近都會得到伸展。保持動作10秒。

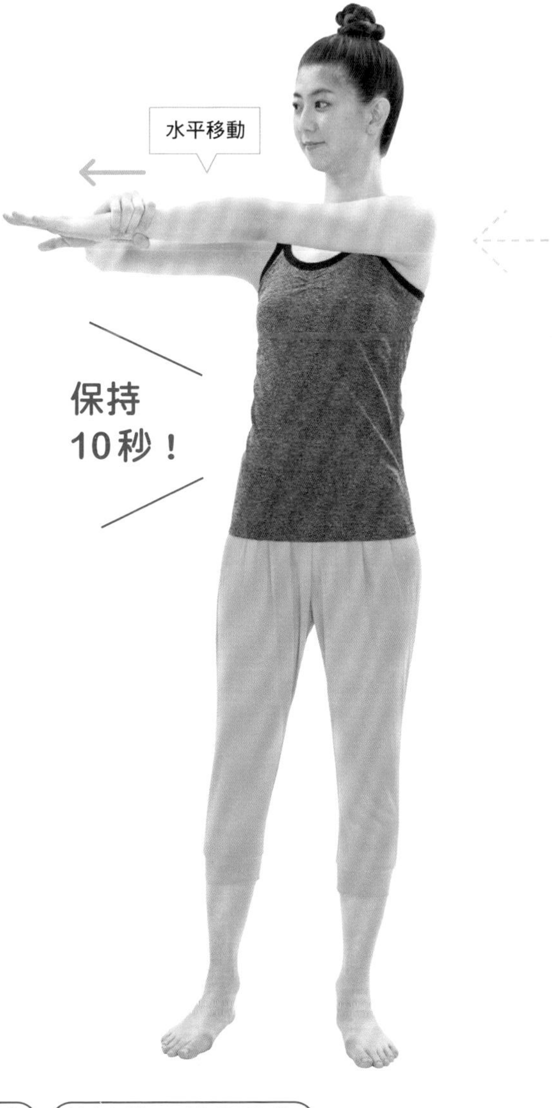

保持10秒×3次 **換邊做同樣的動作**

肩頸操

項目13

頸部伸展

有效改善手臂症狀的伸展操

在階段3的伸展操組合中，最重要的就是「頸部伸展操」，這個動作可以擴大椎間孔，讓神經根不再受壓迫，促使神經修復。只要頭頂朝下，利用頭部重量伸展頸部，並同時用手把頭往前推便可以擴大椎間孔。

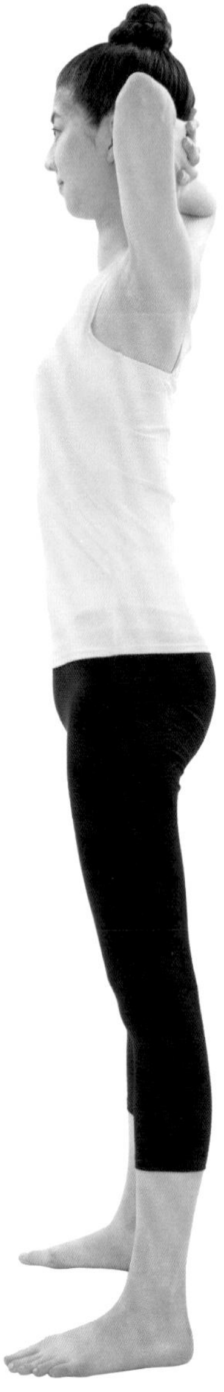

1

雙腳打開至與肩同寬。雙手相扣，手心扶住後腦杓。

換個角度看！

從斜前方看

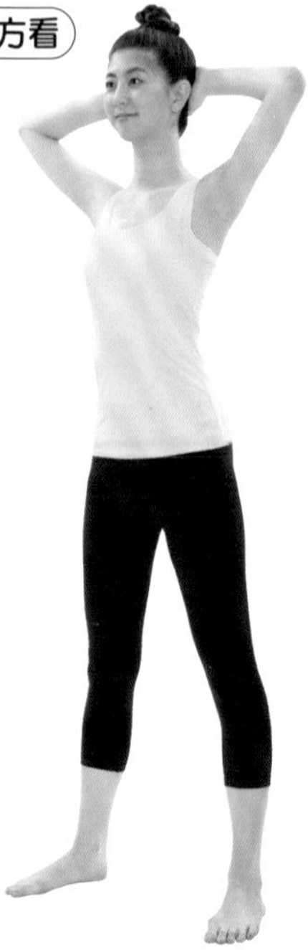

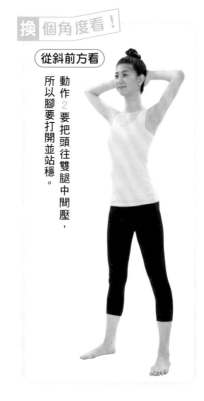

動作2要把頭往雙腿中間壓，所以腳要打開並站穩。

換個角度看！

從斜前方看 用手把頭往前推，可以確實伸展頸部後側。

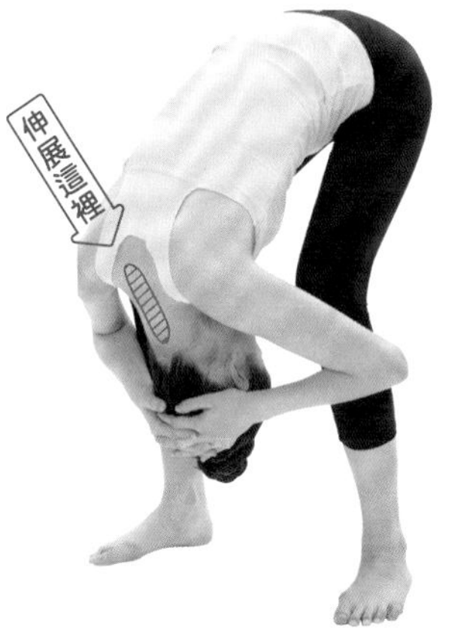
伸展這裡

這樣做NG！

未確實把頭往前推的話，效果就不夠好。

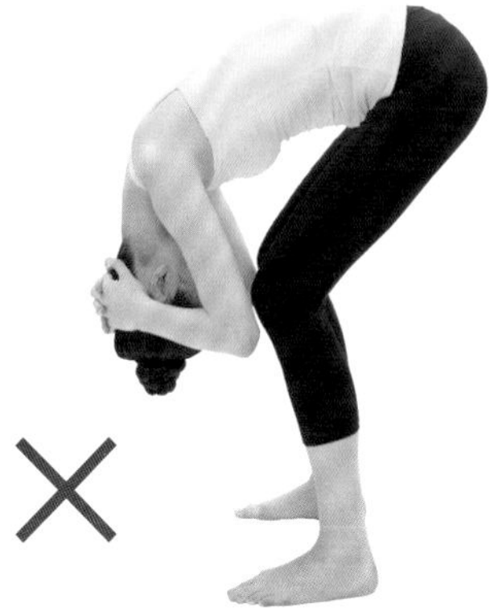

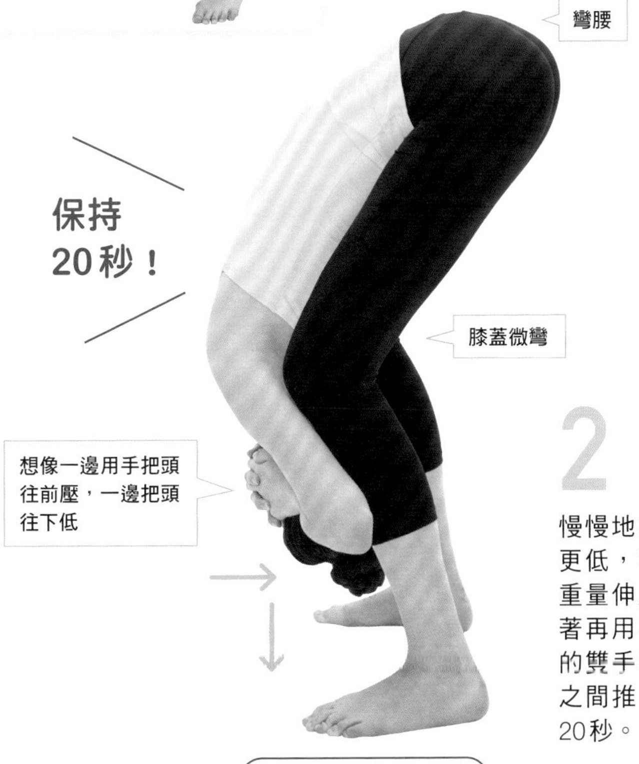
彎腰
保持
20秒！
膝蓋微彎
想像一邊用手把頭往前壓，一邊把頭往下低

2

慢慢地把身體彎得更低，利用頭部的重量伸展頸部。接著再用扶住後腦杓的雙手把頭往雙腿之間推。保持動作20秒。

保持20秒×3次

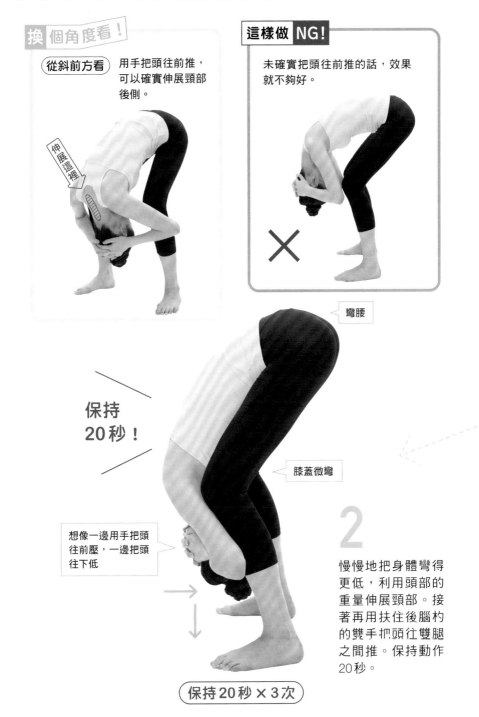

頸部伸展

變化版1
扶椅子維持身體平衡

站不穩的人可以扶著支撐物

項目13是基本的頸部伸展操，項目14～17為變化版，姿勢比較穩定不容易跌倒。請以自己覺得安全且好做的版本伸展頸部。項目14是扶椅子維持身體平衡的頸部伸展操變化版。

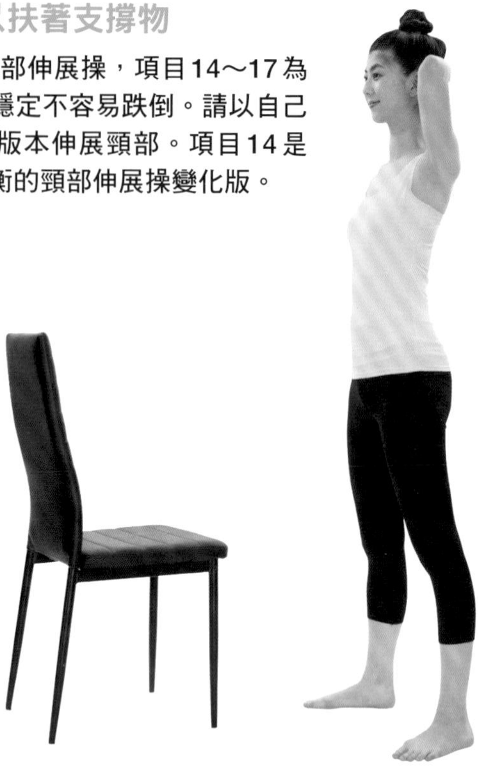

1

將椅子放在身體的斜前方。雙腳打開至與肩同寬。一手扶著後腦杓，另一手準備在動作2的時候扶住椅子。

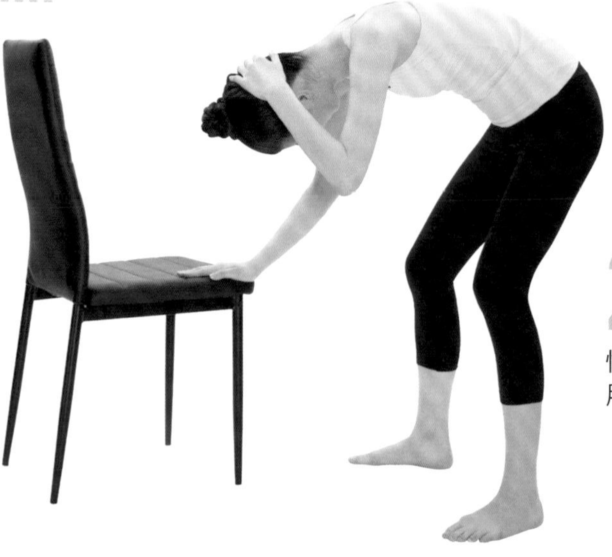

2

慢慢將上半身往前彎，用手扶住椅子。

這樣做 NG!

身體彎得不夠低，就無法讓頭頂朝向地面，
這樣伸展頸部的效果會變差。

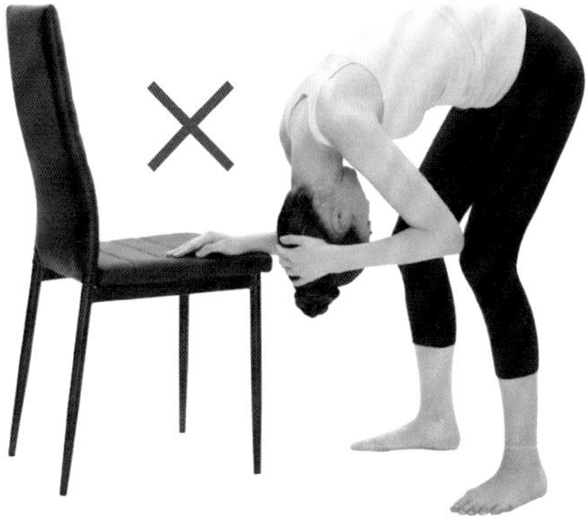

3

慢慢地把身體彎得更低，利用頭部的重量伸展頸部。接著再用扶住後腦杓的手慢慢地把頭往雙腿之間推。保持動作20秒。

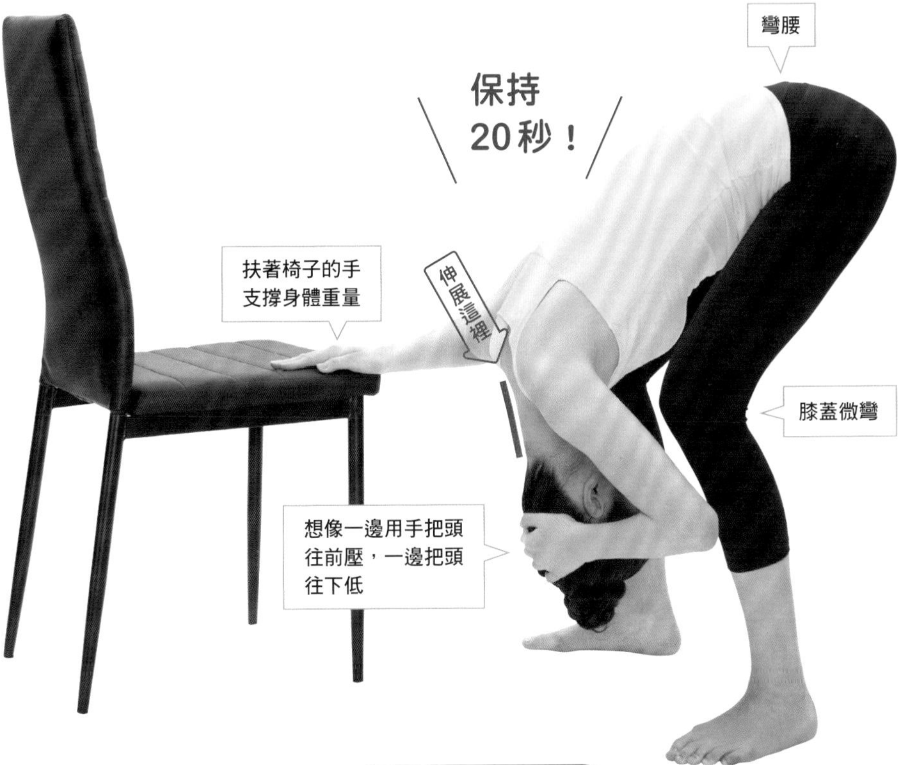
彎腰
保持20秒！
扶著椅子的手支撐身體重量
伸展這裡
膝蓋微彎
想像一邊用手把頭往前壓，一邊把頭往下低

保持20秒 × 3次

能在家輕鬆做的安全動作

這個變化版的動作比項目14更穩定，更不容易跌倒。在家裡想放鬆的時候就能輕鬆做，所以可以先把這個動作學起來，這樣當手臂有症狀時就能用來緩解不適。

1 身體呈四肢伏地，雙手與雙膝打開至與肩同寬。

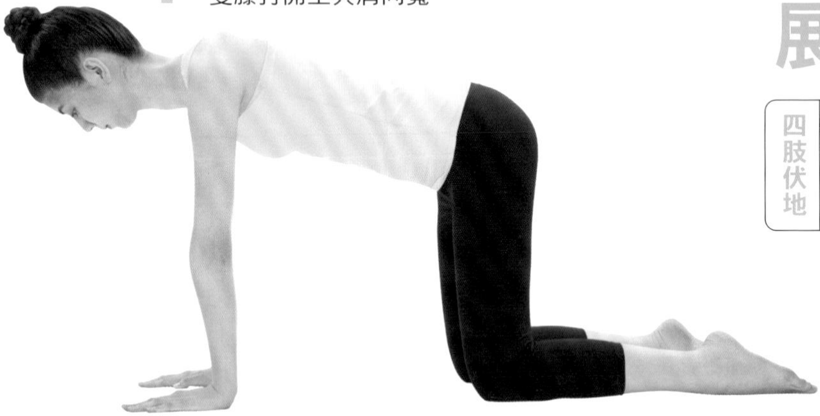

2 下巴稍微往內收，背部往上拱起。任一手扶住後腦杓。

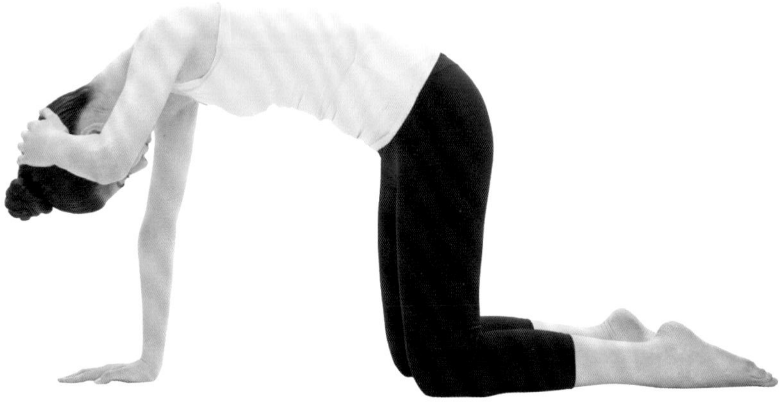

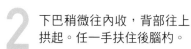

這樣做 NG!

背沒有往上拱起頭頂就無法朝正下方。就算用手按住後腦杓，頸部也很難得到伸展。

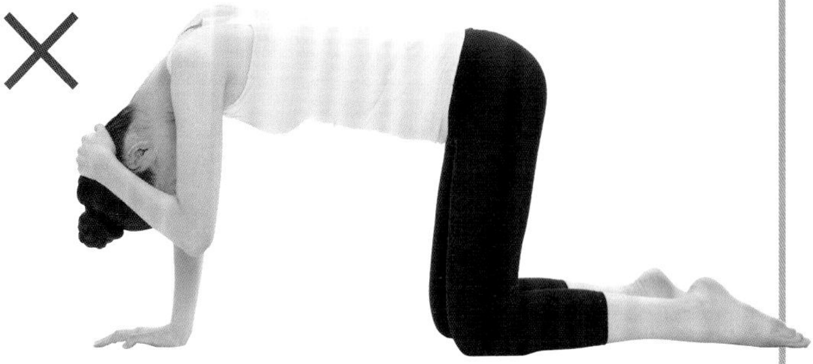

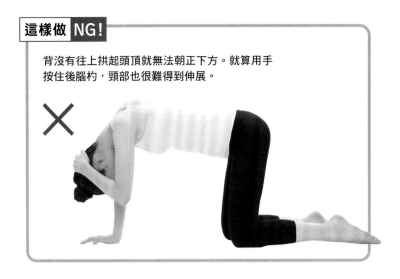

3 頭頂朝向正下方，利用頭部的重量伸展頸部。著再用扶住後腦杓的手慢慢地把頭往前壓。保持動作20秒。

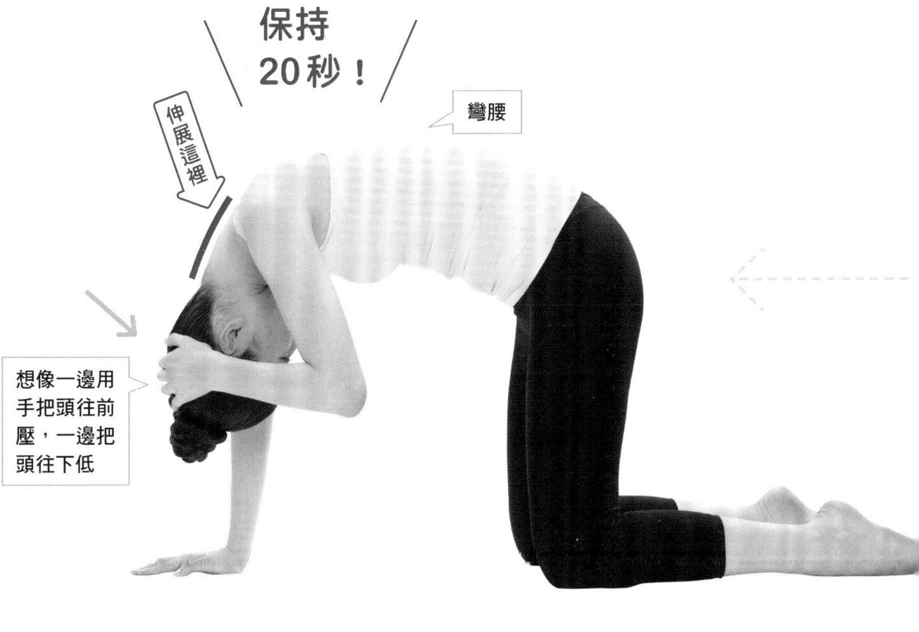
保持
20秒！
彎腰
伸展這裡
想像一邊用手把頭往前壓，一邊把頭往下低

保持20秒×3次

更能防止跌倒

這個變化版的動作對腰腿的負擔比項目15更輕。用一張穩固的矮凳撐住上半身，就能避免身體搖晃不穩。無椅背的凳子當然最方便，但就算沒有矮凳也不要緊，只要把有椅背的椅子轉個方向，還是可以撐住身體。

1 準備一張穩固的矮凳，把腹部靠在椅面上。肩膀與手臂都不要碰到椅面。

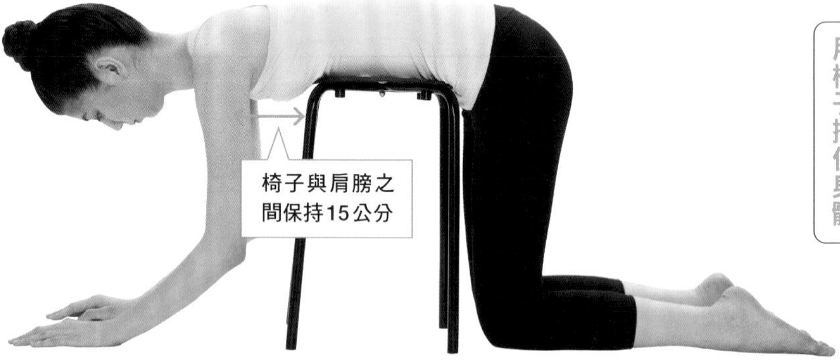

2 一手撐住地板以保持平衡，一手扶住後腦杓。

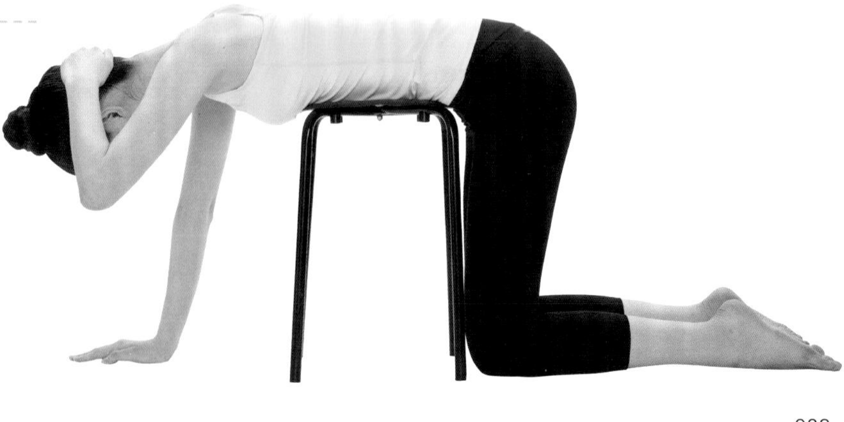

這樣做 NG!

請注意椅子與肩膀的距離。肩膀太靠近椅子頭就無法完全朝下，不只沒有效果還會讓頸部更不舒服。

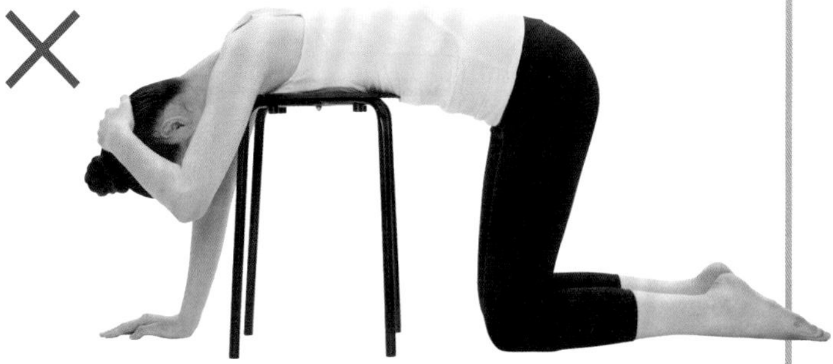
×

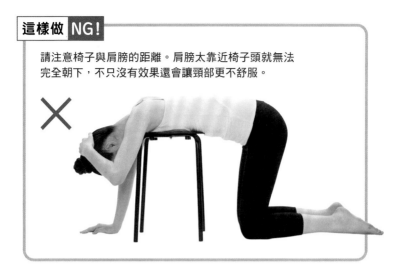

3 脖子放輕鬆，讓頭頂朝向地面，利用頭部的重量伸展頸部。接著再用扶住後腦杓的手慢慢地把頭往前壓。保持動作20秒。

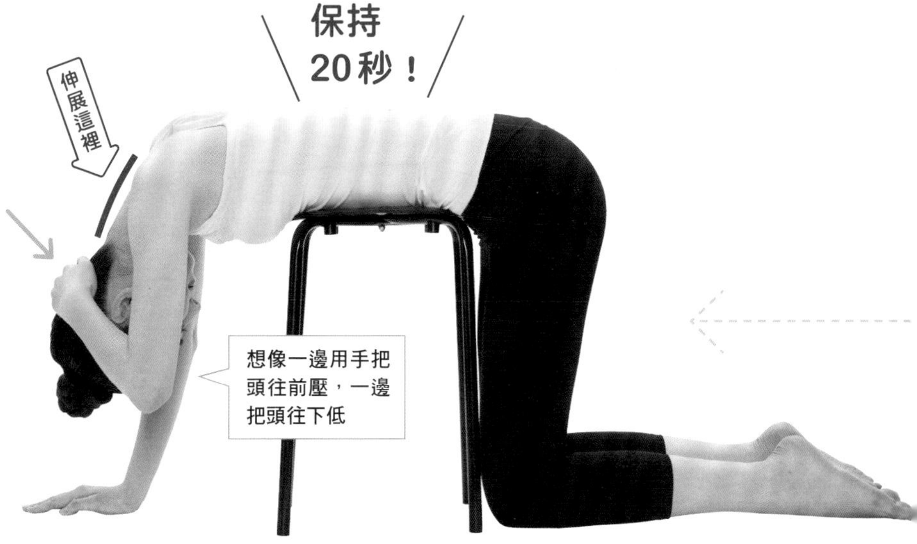
保持
20秒！
伸展這裡
想像一邊用手把頭往前壓，一邊把頭往下低

保持20秒×3次

貼心提醒 有辦法的話，也可以用兩隻手扶住後腦杓。雙手會更容易把頭往前推。

適合沒把握站穩的人

若沒有適合的椅子做項目16，也可以改成趴在床上做頸部伸展，因為原理都一樣。這個變化版的動作很適合沒把握站穩的人。

1 身體趴在床上，肩膀離開床緣，並用雙手撐住地板。

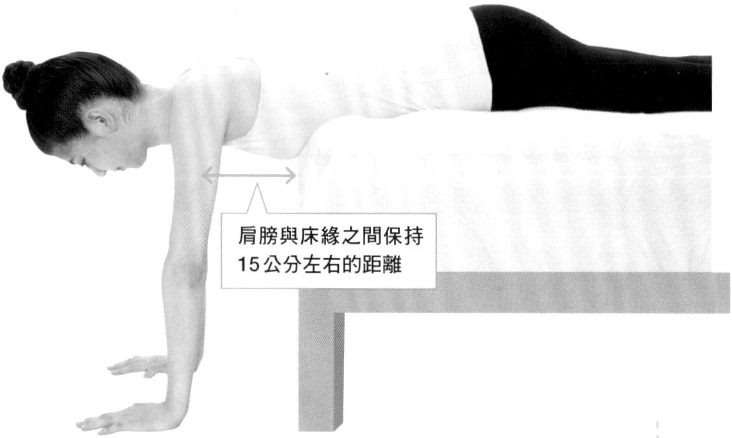

2 任一手扶住後腦杓。

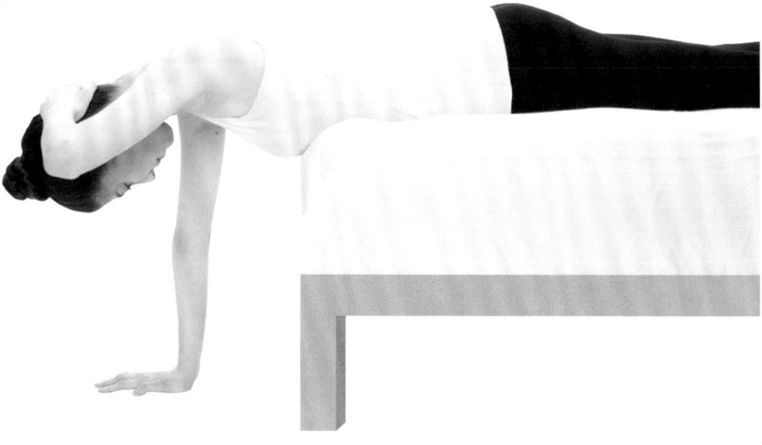

這樣做也 OK!

有辦法的話，也可以用兩隻手扶住後腦杓。會更方便雙手出力把頭往前推。

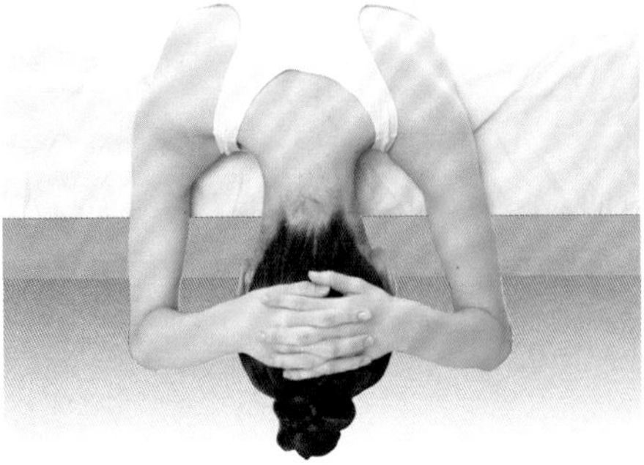

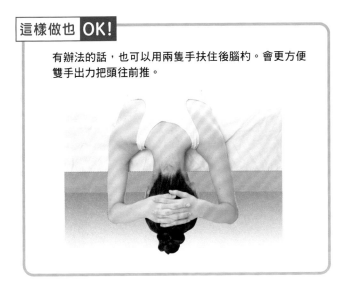

3 脖子放輕鬆，讓頭頂朝向地面，利用頭部的重量伸展頸部。接著，雙手慢慢地把頭往前壓。保持動作20秒。

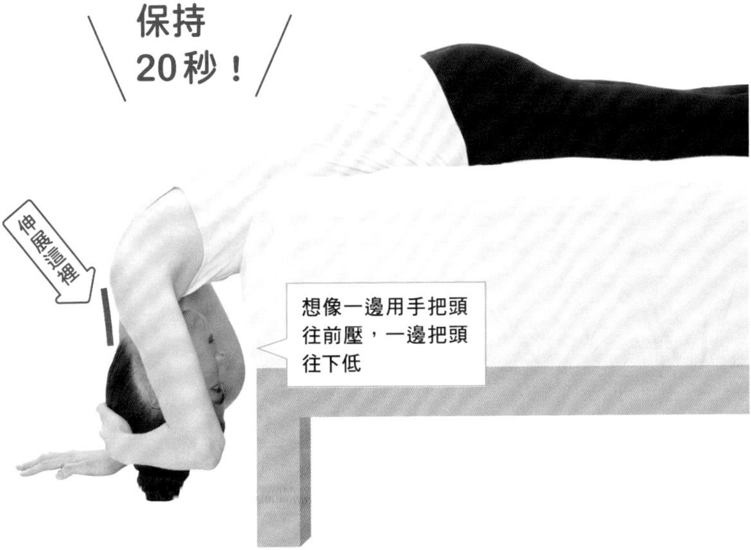
保持
20秒！
伸展這裡
想像一邊用手把頭往前壓，一邊把頭往下低

保持20秒×3次

側姿頸部伸展

可以讓頸部伸展更久一點

項目13～17都是用1分鐘（20秒×3次）左右的時間釋放被壓迫的神經，若想要增加頸部伸展的時間，讓被壓迫的神經有更多時間進行修復，就要做項目18。這個姿勢雖然無法借助頭部的重量，但伸展的時間長一點同樣也有效。

1 側躺在地上並彎曲雙腿，讓髖關節與膝蓋都保持在90度左右。用手枕著頭，並使用枕頭墊高頸部與頭部。

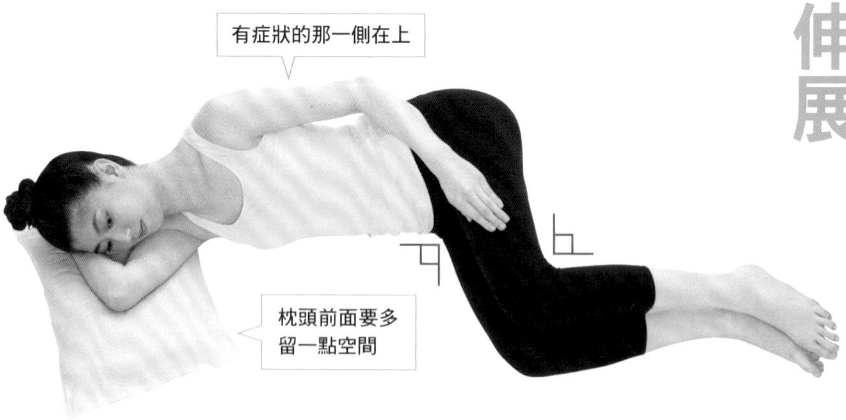
有症狀的那一側在上
枕頭前面要多留一點空間

2 上面的手扶住後腦杓，並將雙手相扣。

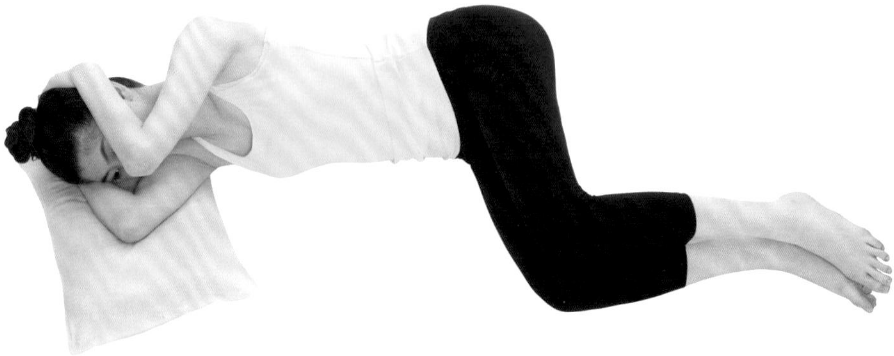

這樣做也OK!

只想用單手扶著頭也沒問題。
手臂痠也可以換另一邊躺。

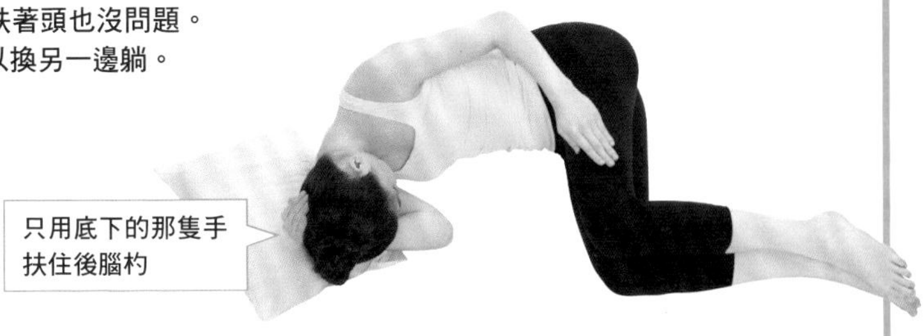
只用底下的那隻手
扶住後腦杓

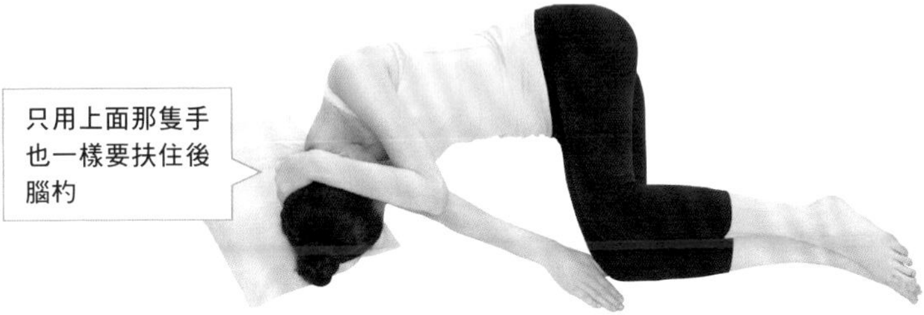
只用上面那隻手
也一樣要扶住後
腦杓

3 用手臂的力量把頭往胸口拉，伸展頸部後側。保持動作3分鐘。

保持
3分鐘！

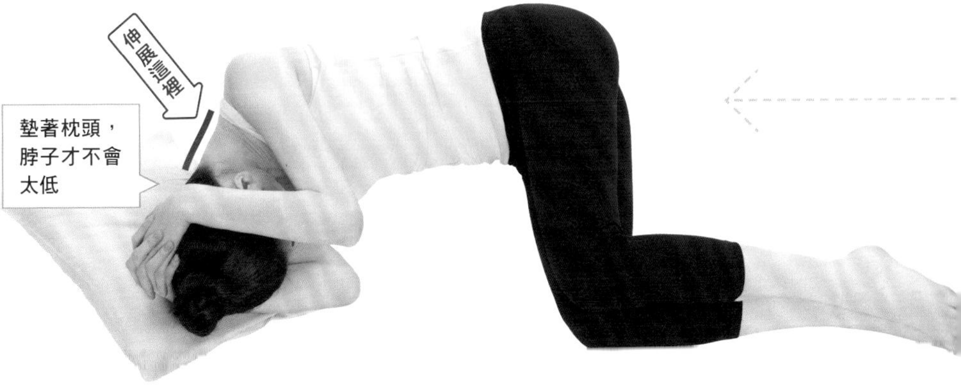
伸展這裡
墊著枕頭，
脖子才不會
太低

保持3分鐘×1次

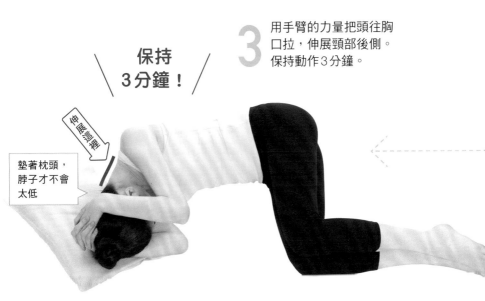

收下巴運動

改善頸椎過直的肌肉鍛鍊

這項肌肉鍛鍊會先用力將下巴往後拉，然後再放鬆，藉此鍛鍊頸部前側的深層肌肉，讓頭部的位置重新回到身體的正上方，找回頸椎的自然曲線，擺脫頸椎過直的狀態。

1

背部挺直。

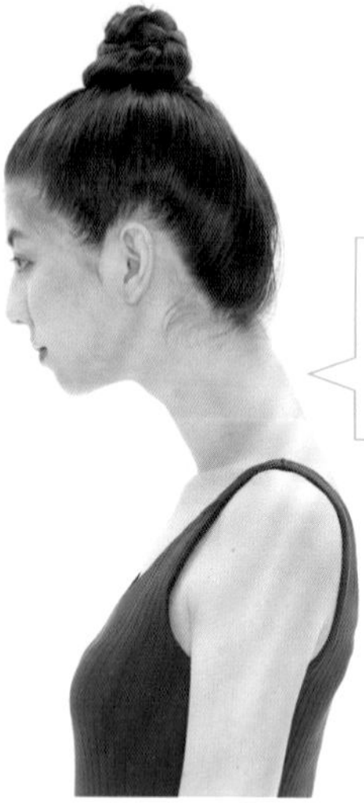
頸椎過直的人就算把背挺直，脖子跟頭還是會像這樣往前伸

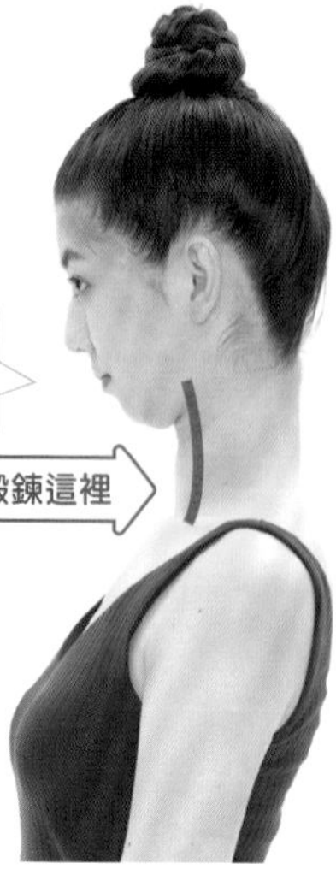
用力
往內縮！
盡量把下巴往後拉

2

頸部前側的肌肉用力將下巴往後拉。然後放輕鬆回到動作1。

用力再放鬆的動作×10次

這樣做也 OK!

用手指輔助可以讓收下巴的動作更正確。

1 用食指抵住下巴的末端。

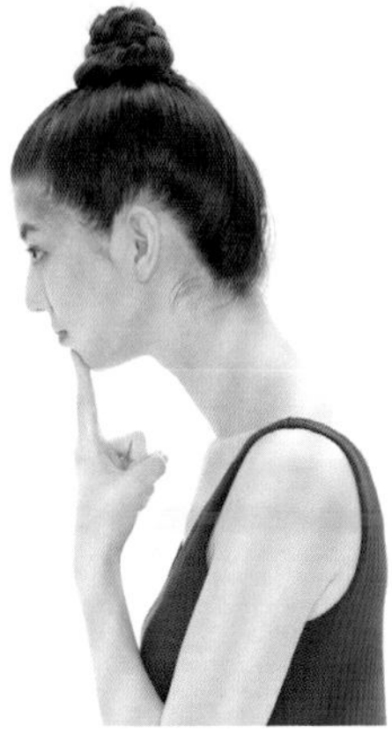

2 手指輕輕往後壓，讓頸部不再往前伸。接著頸部的肌肉用力將下巴往後拉。

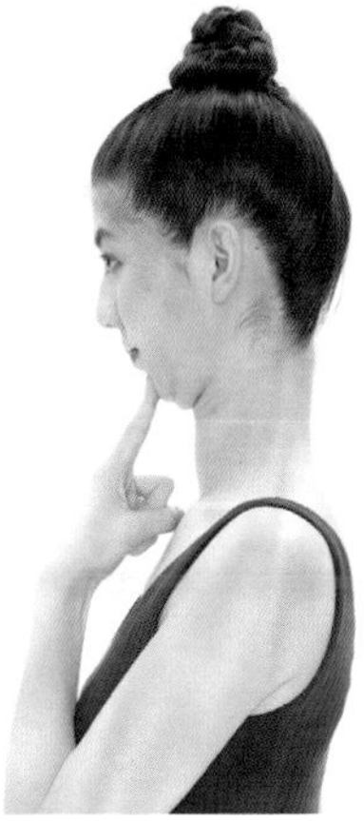

這樣做 NG!

頭往後仰的話，就無法鍛鍊到真正要鍛鍊的肌肉。

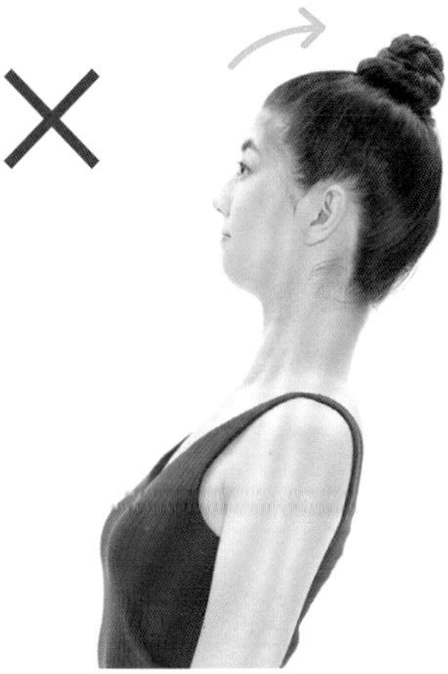

趴在地上增加強度

只要改成用趴姿進行項目19的動作，往前伸的頭部就會變得更重，必須有足夠的力量才能把下巴往後收，如此便能提升頸部前側肌肉鍛鍊的強度。習慣項目19以後，請試試看趴著做收下巴運動。

1 趴在地上，再用手肘撐起上半身。

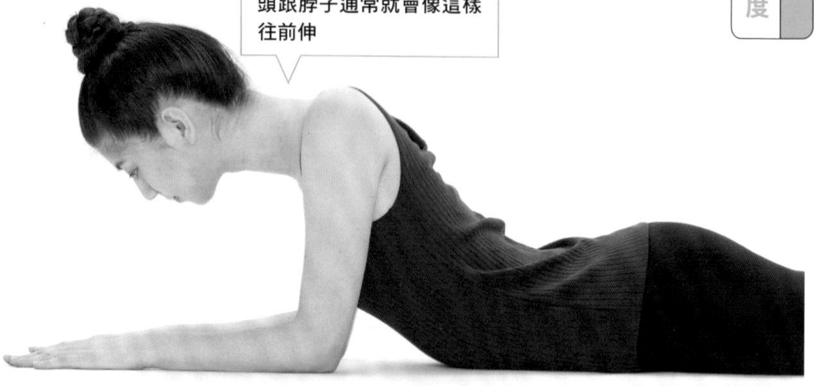
如果有頸椎過直的問題，
頭跟脖子通常就會像這樣
往前伸

貼心提醒 當進行項目19與20收下巴時，若能維持5～10秒，便可以加強肌肉的鍛鍊強度。

這樣做 NG!

把頭往上抬，就無法鍛鍊到真正要鍛鍊的肌肉。

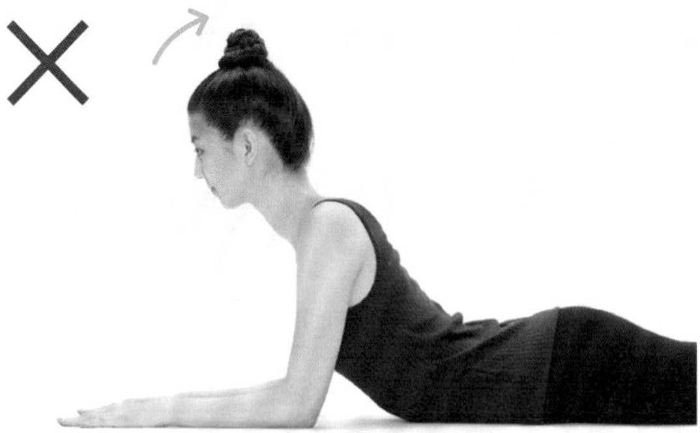

2 頸部前側的肌肉用力把下巴往後拉。然後放輕鬆回到動作 1。

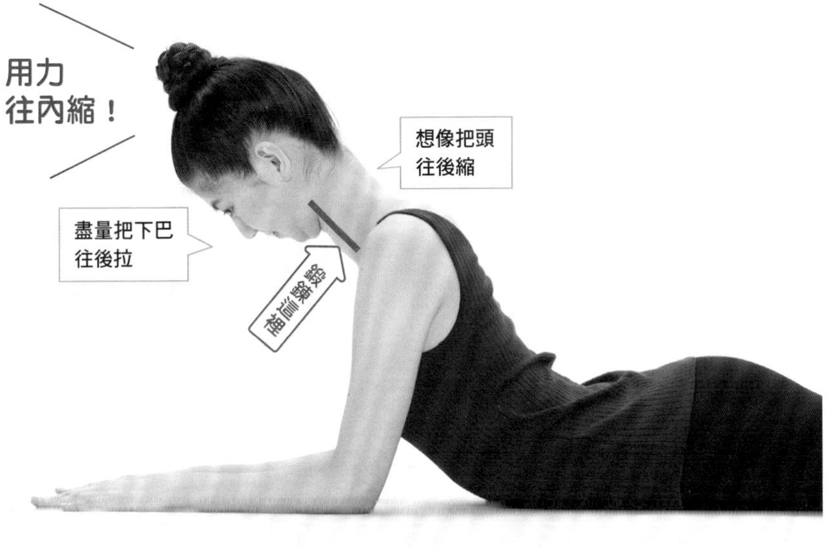
用力
往內縮！
想像把頭
往後縮
盡量把下巴
往後拉
鍛鍊這裡

用力再放鬆的動作 × 10 次

手臂外旋運動

鍛鍊內收肩胛骨的肌肉

駝背會讓人的肩膀往前縮，也會拉開左右肩胛骨之間的距離。想要矯正駝背，就要鍛鍊肩胛骨上方以及肩胛骨之間的肌肉，讓兩邊的肩胛骨往中間靠。以下介紹的是使用絲襪輔助的肌肉鍛鍊法。

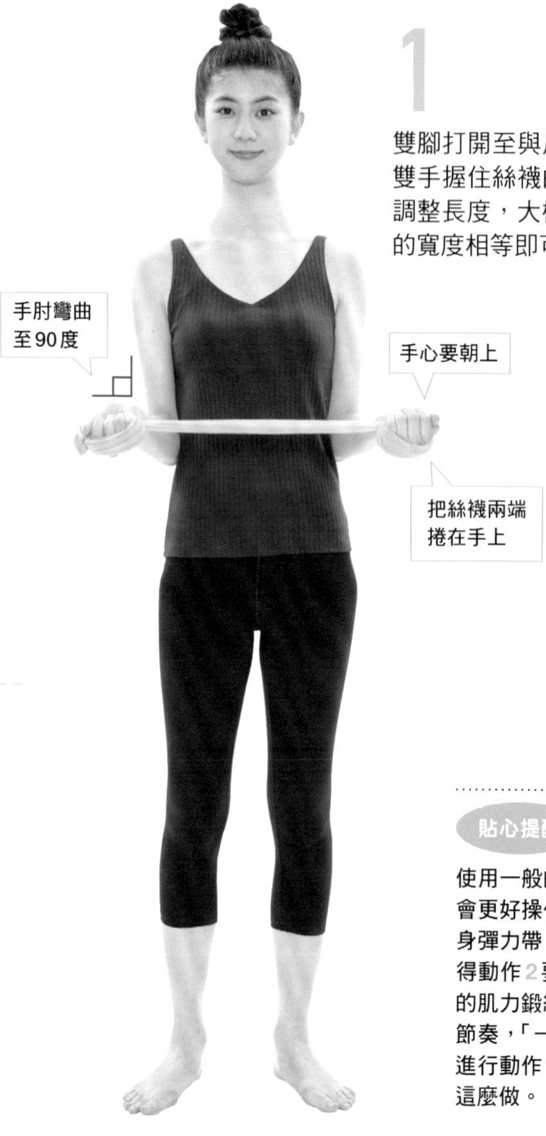
手肘彎曲
至90度
手心要朝上
把絲襪兩端
捲在手上

1

雙腳打開至與肩同寬。雙手握住絲襪的兩端並調整長度，大概與身體的寬度相等即可。

貼心提醒

使用一般的絲襪即可。彈性好的絲襪會更好操作，也可以使用彈力繩或健身彈力帶。還不習慣的話，可能會覺得動作2要保持5秒很吃力。在手臂的肌力鍛練起來之前，就保持一定的節奏，「一、二、一、二……」重複進行動作1與動作2。項目22也可以這麼做。

2

右手臂與左手肘固定不動，左手慢慢地把絲襪往外拉。感受左肩胛骨周圍在用力，保持動作5秒。

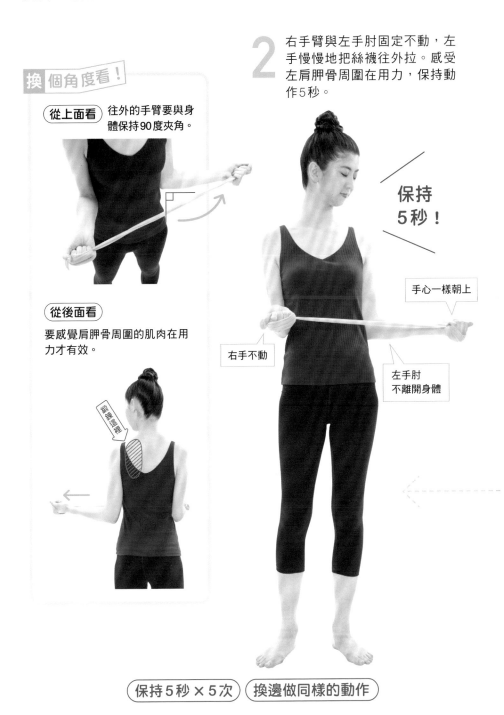

換個角度看！

從上面看 往外的手臂要與身體保持90度夾角。

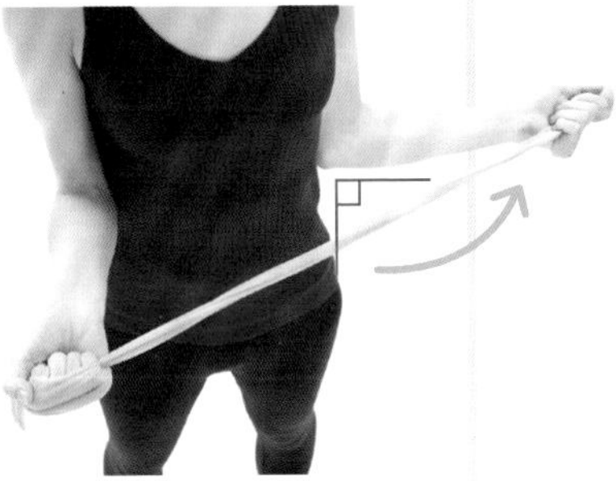

從後面看

要感覺肩胛骨周圍的肌肉在用力才有效。

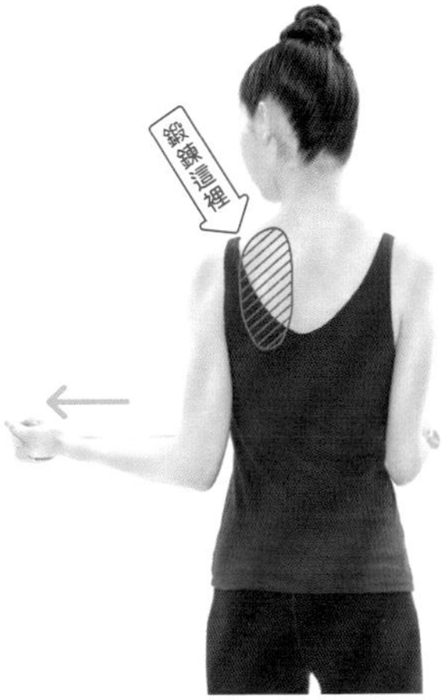
鍛鍊這裡

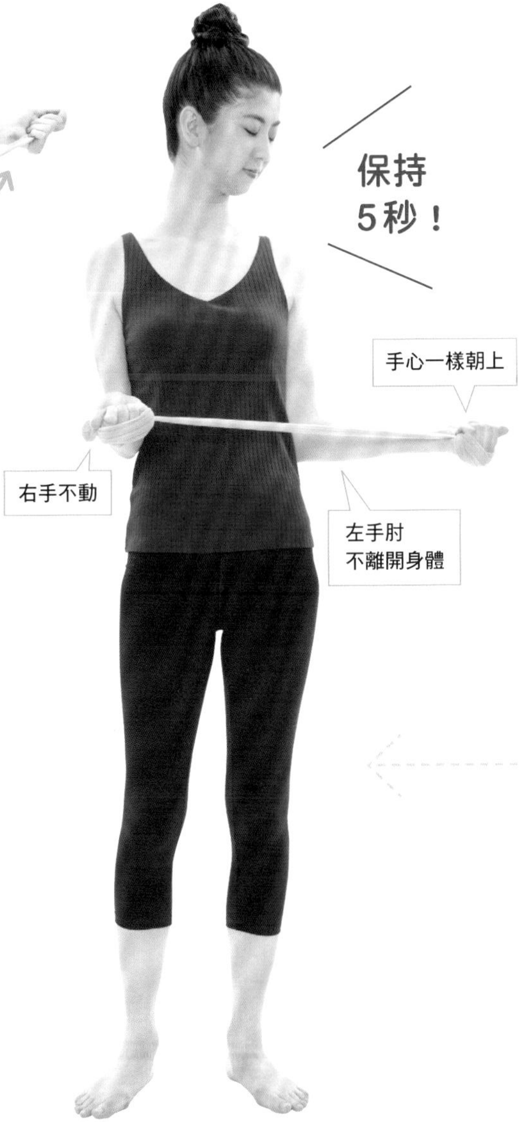
保持
5秒！
手心一樣朝上
右手不動
左手肘
不離開身體

保持5秒×5次 **換邊做同樣的動作**

肩頸操
項目22

手臂抬舉運動

充分鍛鍊頸部根本的肩膀及背部

這項肌肉鍛鍊跟項目21一樣，都是把駝背造成外翻的肩胛骨往內收，並將兩邊肩膀往後拉。這項運動比項目21更接近日常的動作，所以更容易實踐。肩膀及背部是頸部的根基，這項訓練就是要強化肩膀及背部，矯正不良姿勢。

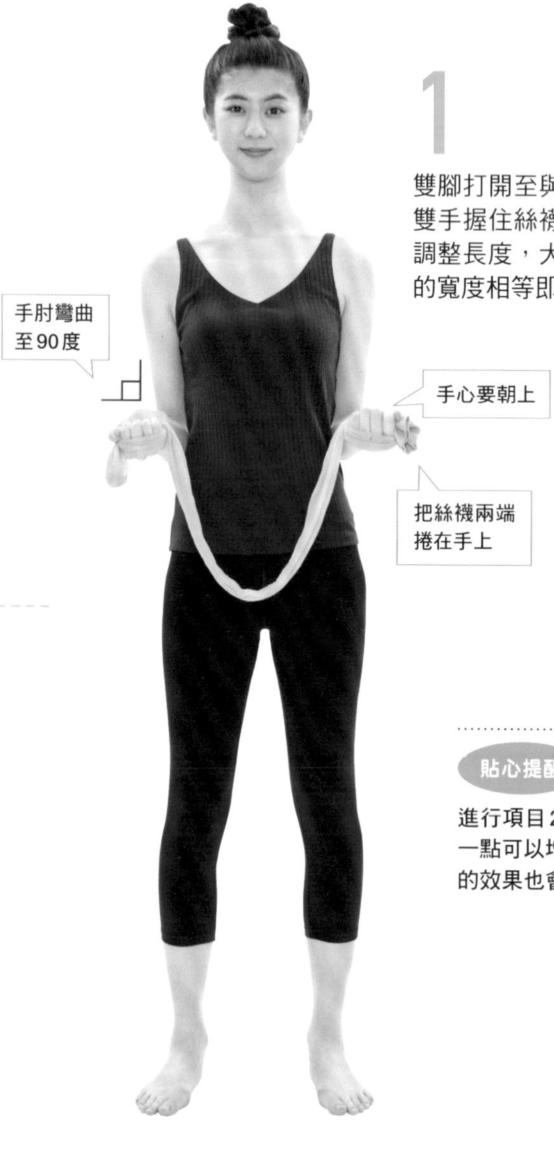
手肘彎曲至90度
手心要朝上
把絲襪兩端捲在手上

1

雙腳打開至與肩同寬。雙手握住絲襪的兩端並調整長度，大概與身體的寬度相等即可。

貼心提醒

進行項目21與22時，絲襪的長度短一點可以增加鍛鍊肌肉的強度，鍛鍊的效果也會更好。

換 個角度看！

從後面看

感覺肩胛骨周圍的肌肉在用力才有效。

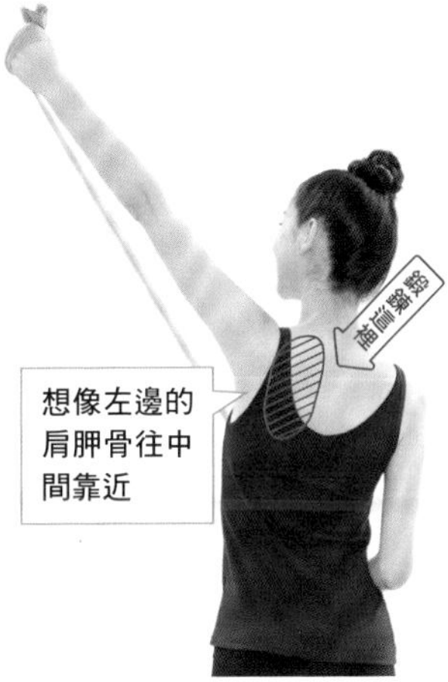
鍛鍊這裡
想像左邊的肩胛骨往中間靠近

2

右手固定不動，左手向外伸直並往上抬高。感覺左邊的肩胛骨周圍在用力，保持動作5秒。

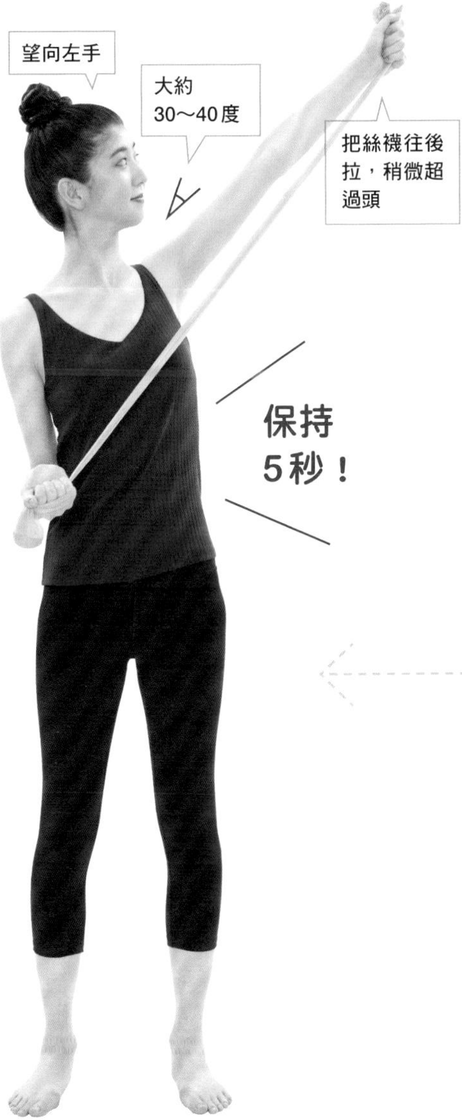
望向左手
大約30～40度
把絲襪往後拉，稍微超過頭

保持5秒！

這樣做也 OK!

肩膀受過傷的人稍微抬高手臂就好。

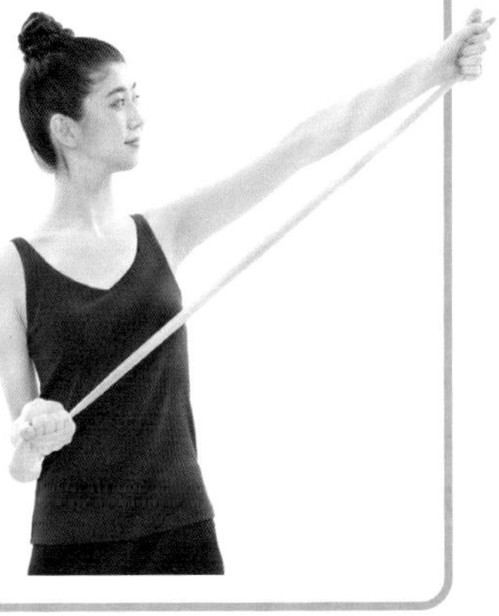

保持5秒×5次 **換邊做同樣的動作**

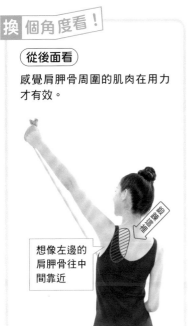

2 不良的滑手機姿勢

低著頭滑手機、用電腦時把脖子往前伸——現代人都會不自覺地出現這樣的姿勢，對頸部造成很大的負擔。

頭部重量大約為5公斤，只靠脖子在支撐。一旦頭的位置往前移，脖子就會感到頭變得更重。

請各位想像單手拿著保齡球，並且把保齡球往前舉高的樣子。這時的手臂跟肩膀應該都會覺得這顆球變得很重。同樣的，當頭往前伸的時候，脖子也會覺得頭變得很重。

有人實際研究了頭部的位置與重量的關係。研究結果發現當頭部的位置保持在頭部正上方時，頸部承受的重量為4•5~5•4公斤，幾乎與頭部本身的重量一致。但是當頭部往前傾斜約30度時，頸部承受的重量一口氣增加到18公斤；頭部往前傾斜至60度時，頸部承受的重量則增加到27公斤，是原本重量的5~6倍。

當頸部日復一日承受這樣的負擔，就會讓肩頸的肌肉更緊繃，接著便產生肌肉痠痛，最後導致頸椎變形。

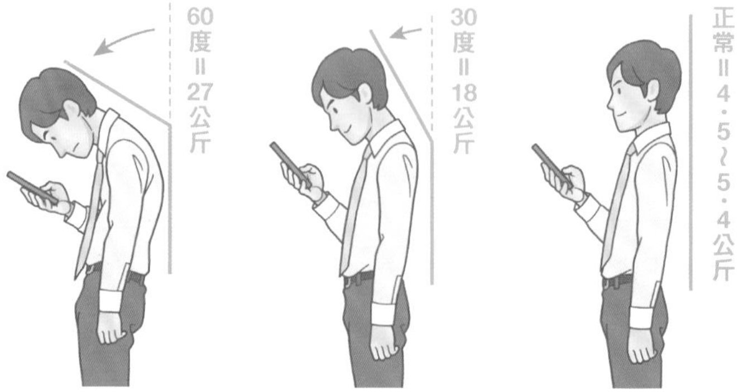

參考文獻／Hansraj K.K.: Assessment of Stresses in the Cervical Spine Caused by Posture and Position of the Head. "Surg. Technol. Int." 25:277-279, 2014

第 3 章

保養即生活！「肩頸保養」的祕訣

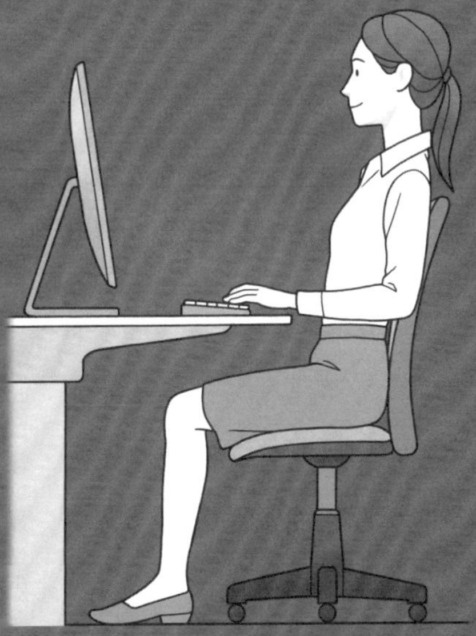

要改善頸椎病就必須改變的生活習慣

調整東方人的生活習慣

每個人的頸椎病的情況跟程度都不一樣，但是肯定都有容易造成肩頸負擔的生活習慣。

本章要介紹如何改掉不好的生活習慣，保護頸部免於負面影響。為了改善頸椎病、避免頸椎病的惡化，請各位務必參考並改善。

在正式進入主題之前，各位都應該先了解一項不爭的事實——東方人生活確實比習慣使用椅子的西式生活更容易造成頸椎的負擔。

東方人生活通常習慣直接坐在地板上，但這個習慣容易讓骨盆往後傾斜，不自覺地駝背彎腰，頭部也會往前伸，所以就會形成對頸椎造成負擔的姿勢（參考左頁）。

有些人席地而坐時可能還會使用和室椅，和室椅的椅背確實能支撐腰部及背部，多少讓身體的姿勢好一點，但肯定還是有腳椅比較容易讓身體保持背挺直的良好姿勢。

有頸椎病且長年過著東方人生活的人，其實也可能是這樣的生活習慣造成頸椎病，並讓頸椎病變得更嚴重。

可以的話，我還是建議各位改成西式生活，習慣坐在有腳的椅子上。

東方生活的坐姿

跪坐

跪坐時必須持續出力才能讓背部保持挺直，沒辦法堅持背部自然就會向後拱。而且，背部持續出力也是肌肉緊繃的原因。

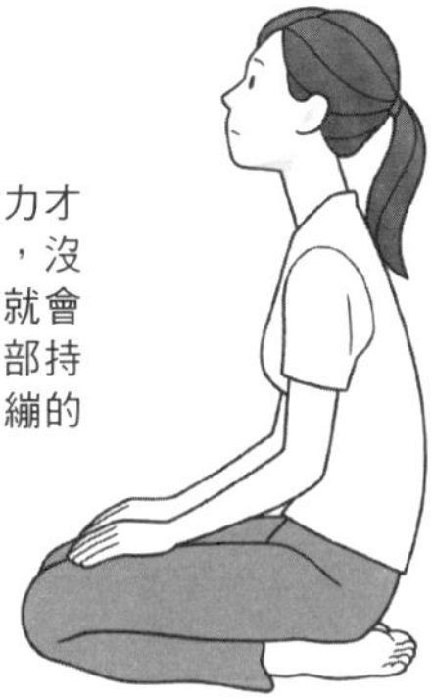

盤腿坐

盤腿坐在地上時，髖關節的角度就會變小，骨盆也會向後傾，且背部向後拱。

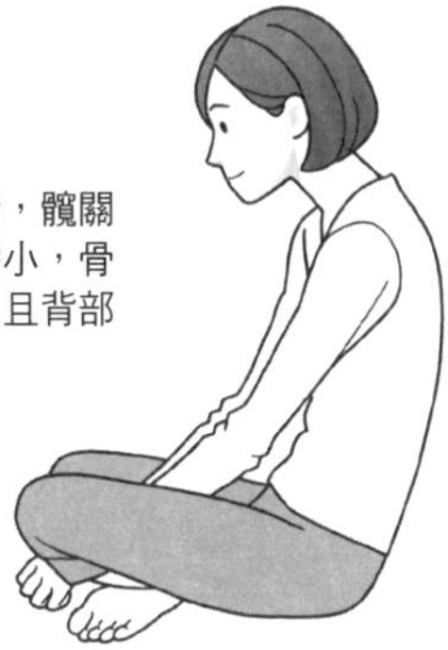

雙腿伸直坐

背部靠著和室椅的椅背或牆壁、沙發腳等等，並將雙腳往前伸直的坐姿。這樣的坐姿會讓骨盆往後傾，背部往後拱。

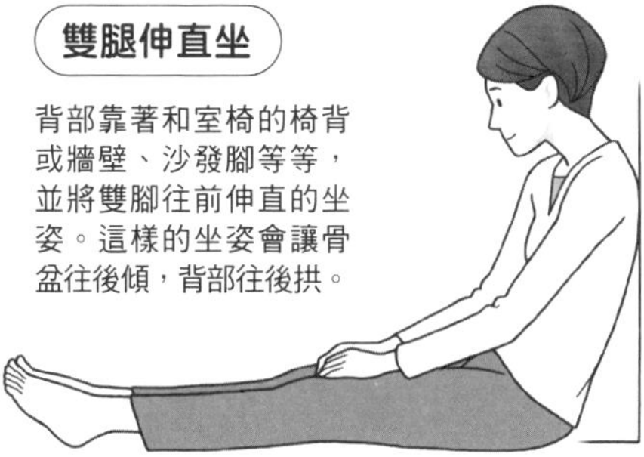

抱膝坐

整個脊椎呈現C字型。這個姿勢會讓背部很難挺直。

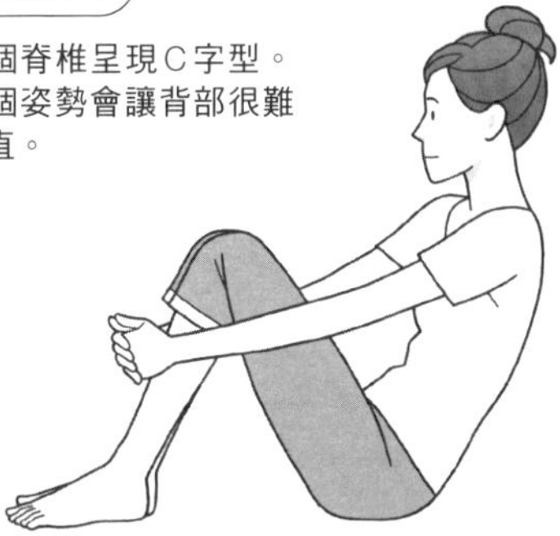

側坐

從跪坐變成雙腿朝向同一邊的坐姿。骨盆不僅會往後傾，兩邊的高度還會不一致，對頸部及腰部造成更大的負擔。

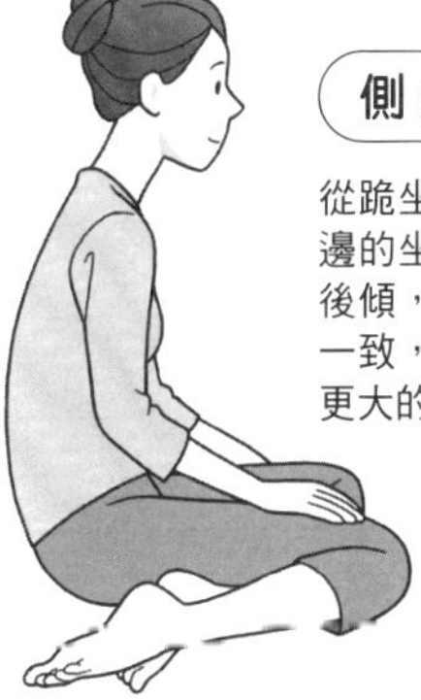

少女坐
（W形坐姿）

從跪坐變成兩側小腿朝外伸且臀部貼地的姿勢。臀部的位置降低，骨盆也向後傾，背部容易向後拱。

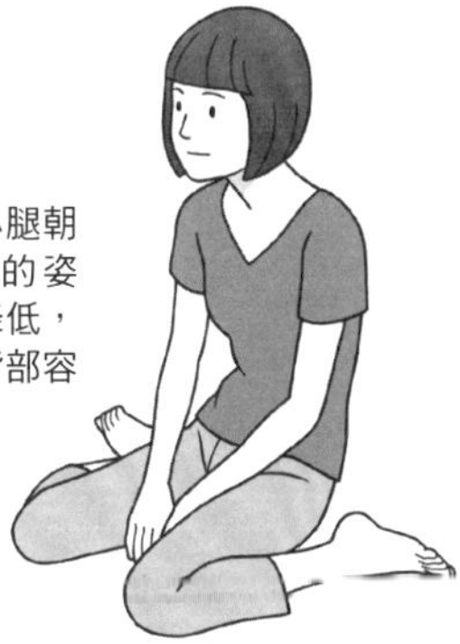

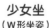

以上這些坐姿都會讓背部向後拱，對頸部造成負擔。
保護頸部的前提就是避免席地而坐的生活方式。

提起骨盆的坐姿可以維持脊椎的S形曲線

S形曲線與骨盆的關係

從側面來看，脊椎會呈現微微的S形曲線。

脊椎最上端的頸椎為前彎曲線，中間段的胸椎為後彎曲線，下端的腰椎又回到前彎曲線。

脊椎之所以呈現這樣的S形曲線，是因為有曲線的脊椎比直挺挺的脊椎更能減緩運動對身體的衝擊力。透過這樣的構造能避免脊椎受到損害，並且維持脊椎的健康。

所謂的良好姿勢，就是能夠維持這個S形曲線的身體姿勢。

然而，大多有頸椎病的人都已經失去這個S形曲線。

頸椎原本應該微微前彎，卻可能已有頸椎過直或胸椎的後彎弧度增加的情況而整個身體往前屈，形成所謂的駝背姿勢。而且，腰椎的前彎曲線也消失，脊椎的S形曲線已然崩壞。

其實，上一頁提到會讓骨盆往後傾的坐姿，就會導致我們的脊椎陷入這種狀態。

換個角度來說，只要坐著的時候能夠把骨盆往前抬起，就可以形成良好的坐姿，保持自然的S形脊椎曲線。

姿勢與脊椎的關係

良好的姿勢與微微的S形曲線

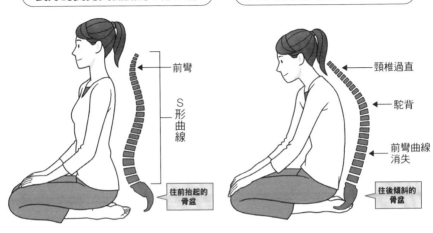

採用良好的坐姿，脊椎就會保持S形曲線。

不良的姿勢與消失的S形曲線

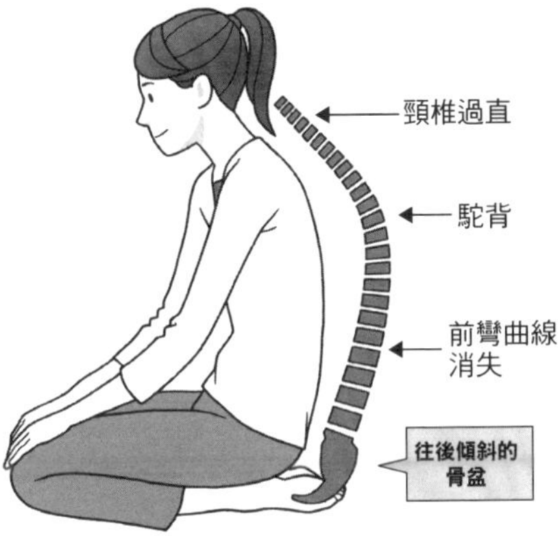

骨盆後傾的坐姿容易使脊椎向後拱。

將骨盆往前抬起的補救法

跪坐

使用跪坐椅的話，骨盆自然就能往前抬起。這樣就算身體放輕鬆不出力，也能避免身體駝背。

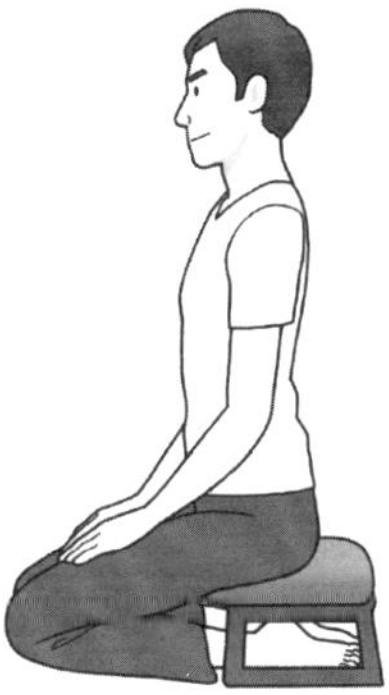

盤坐

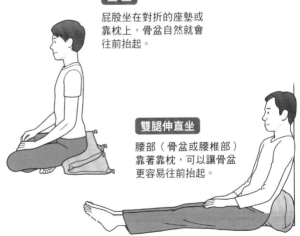

屁股坐在對折的座墊或靠枕上，骨盆自然就會往前抬起。

雙腿伸直坐

腰部（骨盆或腰椎部）靠著靠枕，可以讓骨盆更容易往前抬起。

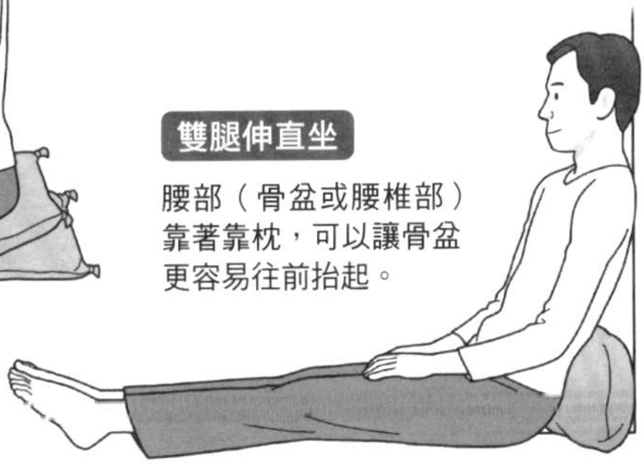

只要使用輔助靠枕讓骨盆不再向後傾斜，就能保持脊椎的S形曲線。

選擇友善頸部的椅子並採用正確姿勢，讓頸部不再日日承受負擔

什麼是友善肩頸的椅子

要有良好的坐姿才能保持脊椎的S形曲線，這時「挑選椅子」就是非常重要的事情了。若是坐在設計不良的椅子上，身體就很難保持正確的姿勢。

一張好椅子的條件如左頁所示。只要能滿足這些條件，**讓背部與椅背之間沒有空隙，身體就算放輕鬆不用力也能保持背挺直的姿勢，就能是一張合格的好椅子。**購買椅子之前一定要親自試坐，確定身體是否真的能放輕鬆。

不管是工作地點還是家裡，只要是自己長時間坐的椅子，都建議替換成符合左頁條件的椅子。

另外，體型嬌小的人要注意椅子的尺寸是否過大。尤其是辦公室常見的電腦椅大多適合男性的體格，也許不是很適合體型嬌小的人。椅面太深會讓背部難以緊貼椅背，椅面太高則會讓腳碰不到地板。

沙發則要選擇材質軟硬適中、不易往下陷，而且椅背的高度最好足夠讓背部倚靠的沙發。最近有許多沙發都設計成低椅背，但我還是建議各位要選擇椅背高度至少到肩膀的沙發。另外，就像我前面說過的，坐和室椅的時候容易讓背部向後拱，因此並不建議使用和室椅。

對肩頸友善的椅子

椅面與椅背都有彈性

木頭或塑膠等材質太硬，會造成身體肌肉緊繃。

沒有扶手

椅子扶手可能會妨礙椅子靠近桌子，容易形成上半身往前屈的姿勢。

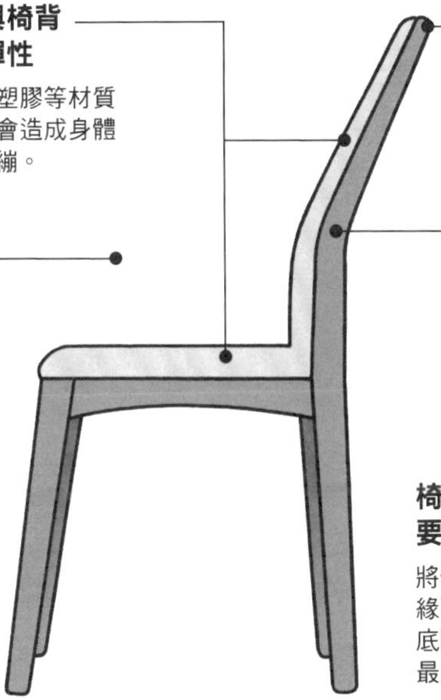

椅背要高於肩胛骨下緣

能讓整個背部放輕鬆靠著是最基本的要求。椅背太低就達不到這一點。

椅背下半部接近垂直，上半部微微向後傾斜

這樣靠著椅背的時候才能維持脊椎的S形曲線。

椅子的大小及高度要符合自己的體型

將臀部貼緊椅背時，椅面邊緣不會擠壓膝蓋後側，且腳底剛好可以踩著地面，才是最適合自己的椅子。

設計不良的椅子

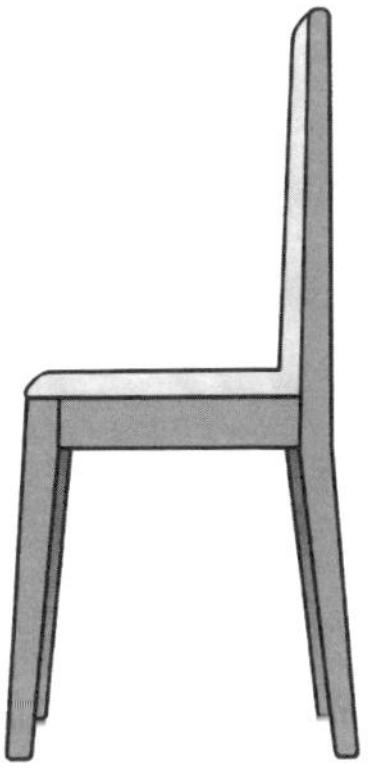

椅背雖然是直的，但背部與腰部難以緊貼椅背。

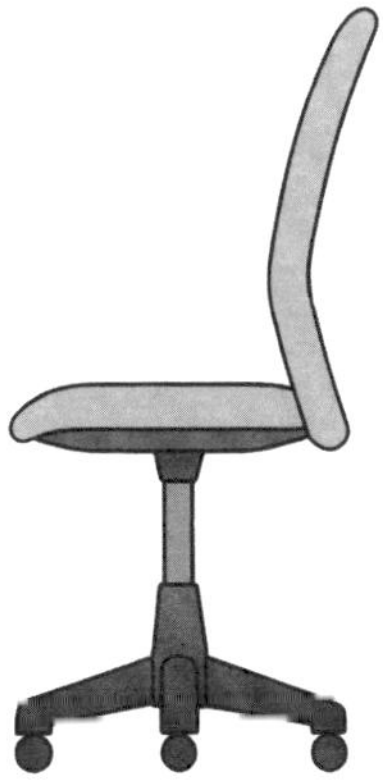

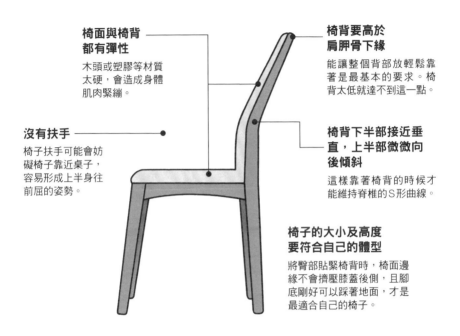

椅背上半部雖然往後傾斜，但下半部往前傾的角度過大。可以調整角度的話就沒問題。

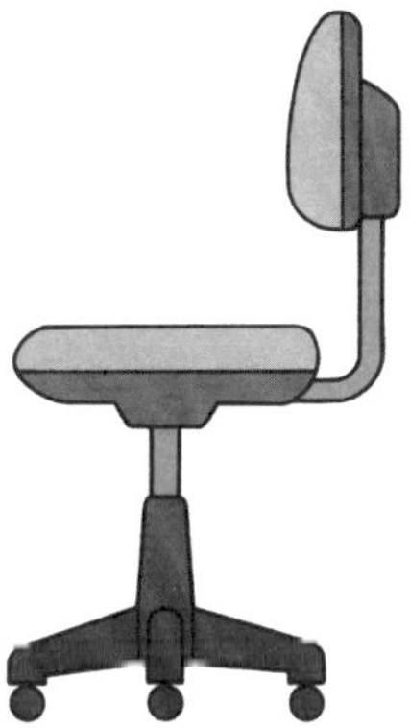

腰的部分沒有椅背的支撐，而且椅背也很難靠。

固定好骨盆、腰部、肩膀及頭部的位置，並靠著椅背坐好

打造正確坐姿的5步驟

接著就來介紹正確的坐法。只要按照左邊介紹的5個步驟，就可以讓身體找到正確的姿勢。

最重要的步驟是最後的第5點，也就是身體放輕鬆靠在椅背上。**這樣才能無負擔地長時間維持步驟1～4的良好姿勢。**肩頸的肌肉要擺脫緊繃狀態，才有助於改善頸椎病。

平時不利肩頸的姿勢

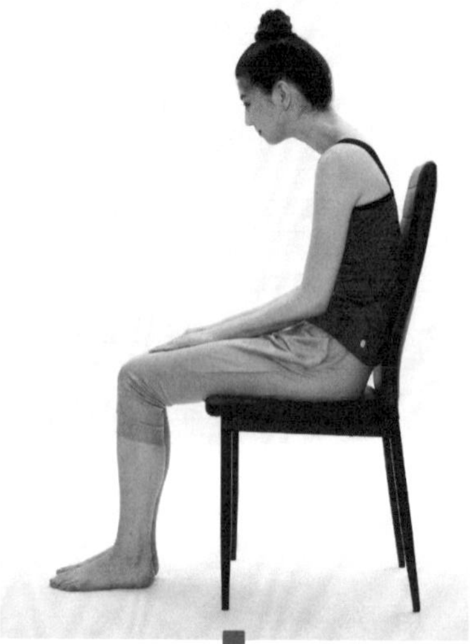

步驟1

抬起骨盆

這是正確坐姿的基本。

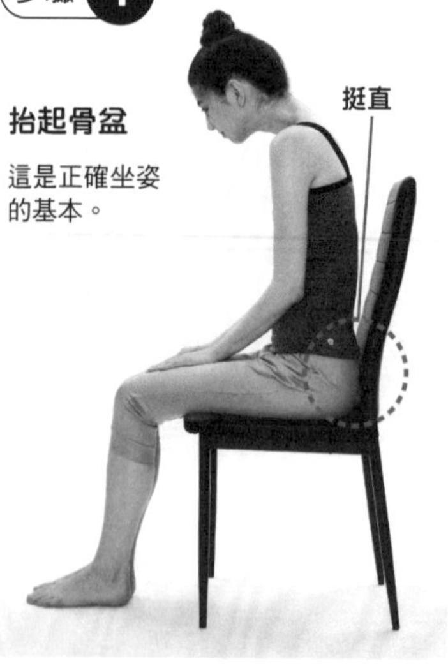

打造正確坐姿的5步驟

步驟 4

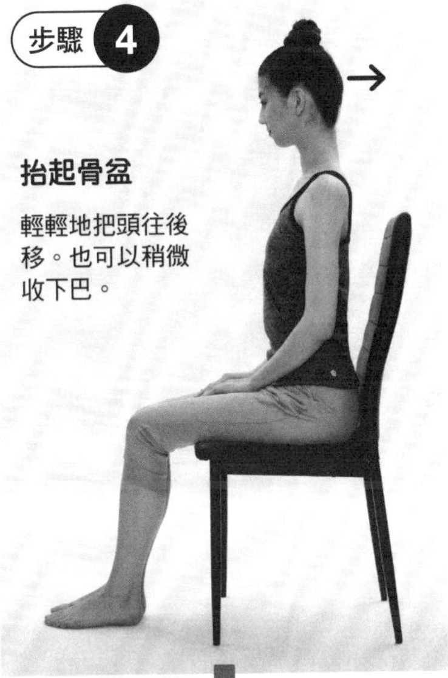

抬起骨盆

輕輕地把頭往後移。也可以稍微收下巴。

步驟 2

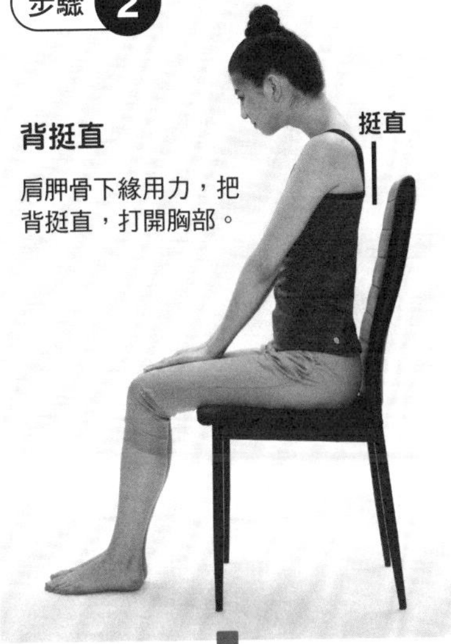

背挺直

肩胛骨下緣用力，把背挺直，打開胸部。

步驟 5

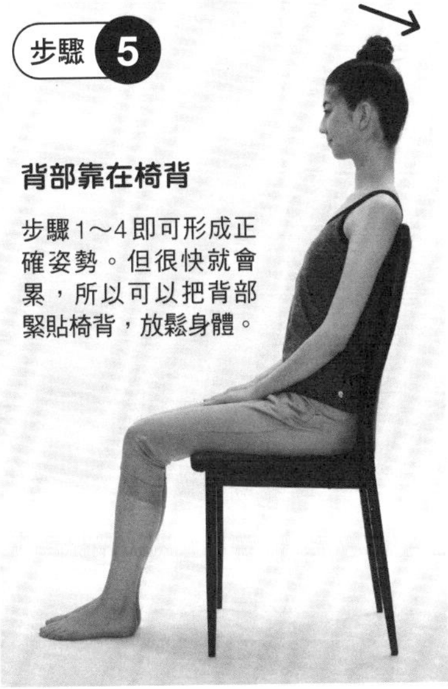

背部靠在椅背

步驟1～4即可形成正確姿勢。但很快就會累，所以可以把背部緊貼椅背，放鬆身體。

步驟 3

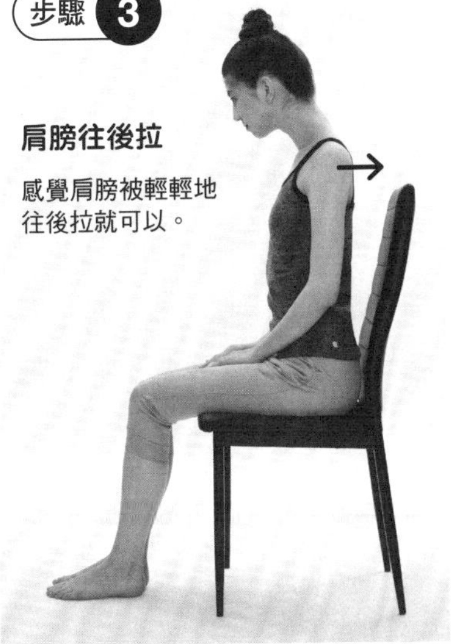

肩膀往後拉

感覺肩膀被輕輕地往後拉就可以。

發揮巧思，利用手邊的物品打造出友善頸部的座椅

用輔助靠枕打造理想的座椅

假如隨時都有像102頁那樣的椅子能坐當然是最好的事，但實際上應該不太可能。因此，接下來就要介紹如何把設計不良的椅子改造成對肩頸友善的椅子。改造的重點就是讓椅子更接近102頁介紹的樣子。

例如：椅背過直的話，就**可以在腰部的位置擺上靠墊或捲起來的大浴巾等等，這樣背部往後靠在椅背上時，腰部便能夠得到適當的支撐。**背部往後靠在椅背上時，腰跟背都要緊緊貼著椅背及輔助靠枕，讓整個上半身都得到支撐，才是最理想的狀態。假如沒辦法做到這樣的話，最起碼要讓腰部（骨盆或骨盆上的腰椎部分）及背部（肩胛骨下緣附近，女性穿著胸罩時的肩帶位置）這2個部分得到支撐，這樣才比較容易找到正確的姿勢。

不過，要是因為椅子的構造，沒辦法讓這2個部分都得到支撐的話，那至少要讓其中一個部分靠著椅背，總比讓整個背部跟腰部都懸空好。

記得把輔助靠枕綁在椅子上，固定好才不會一直滑落，坐的時候才方便。另外，如果椅面的材質是堅硬的木頭等等，也可以鋪上薄薄的椅墊。

家裡的沙發跟汽車的座椅基本上也是用同樣的

概念去改造。沙發要隨時都擺著靠枕或椅墊（輔助靠枕），這樣坐起來才會舒適又方便。

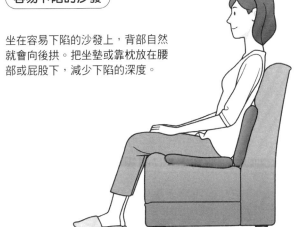

生活用品店或家具用品店都買得到相關的輔助靠枕，各位也想想看如何利用這些用品吧。

椅子及沙發的補救示範

椅背過直的椅子

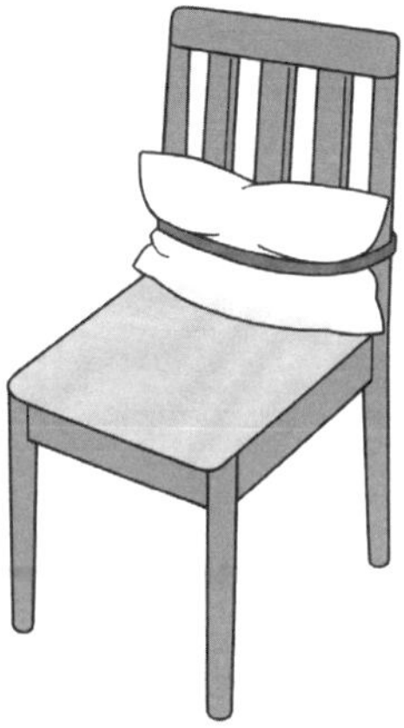

可以用繩子或椅套固定住輔助靠枕，這樣才不會每次站起來就滑落。

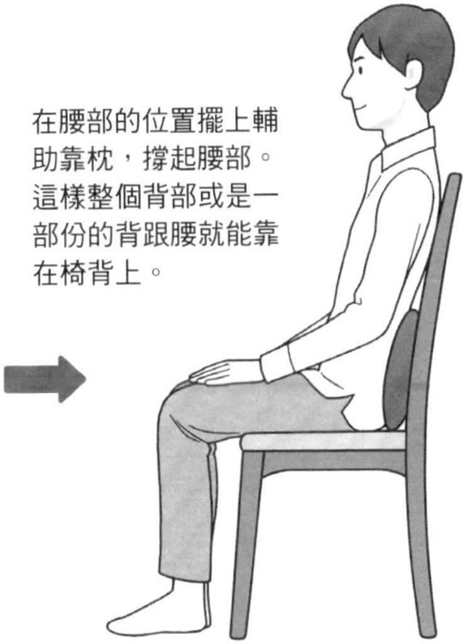

在腰部的位置擺上輔助靠枕，撐起腰部。這樣整個背部或是一部份的背跟腰就能靠在椅背上。

容易下陷的沙發

坐在容易下陷的沙發上，背部自然就會向後拱。把坐墊或靠枕放在腰部或屁股下，減少下陷的深度。

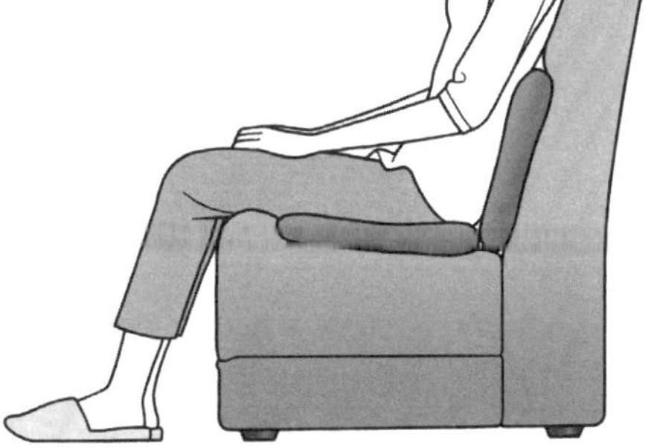

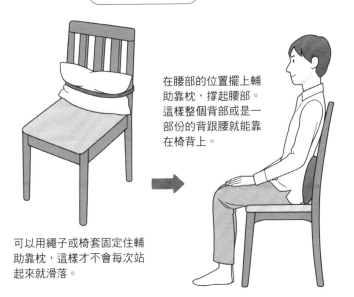

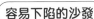

將手機舉至眼睛平視的高度，減少頸部的負擔

手機與平板是駝背的根源

手機（智慧型手機）與平板等3C用品是現代人的必需品，也是造成頸椎病的主要原因。不管坐著還是站著，當我們拿出手機或平板使用時，通常手都會不自覺地放在靠近肚子或胸部的位置。

結果，我們在看螢幕的時候就會駝背並且把頭往前伸。而這樣的姿勢會對肩頸造成很大的負擔（參考第96頁）。

若要減輕使用手機或平板對肩頸造成的負擔，最好的辦法就是把手機或平板拿高，盡可能與眼睛保持一致的高度。

不過，一直保持這樣的姿勢也會讓手臂又痠又累。**單手使用手機的時候，可以用另一手托著手肘，這樣就會輕鬆一點。**

平板電腦比較重，不管是脖子還是手臂都容易痠，所以就頸部保健的觀點來看，使用時盡量放在桌面上會比較好。市面上販售各種平板支架，使用時請以支架墊高平板，盡量讓螢幕更接近眼睛的高度。

另外，坐在桌子旁邊使用手機時，則是可以將手肘靠在桌上，把手機螢幕固定在眼睛前方，這也是保護頸椎的好方法。

減輕肩頸負擔的滑手機姿勢

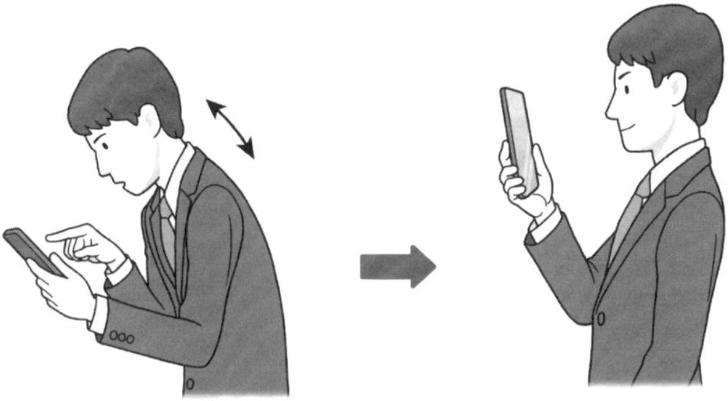

滑手機的時候為了看得更清楚螢幕，都會習慣把脖子往前伸。

把手機拿高，盡量與眼睛保持一致的高度。

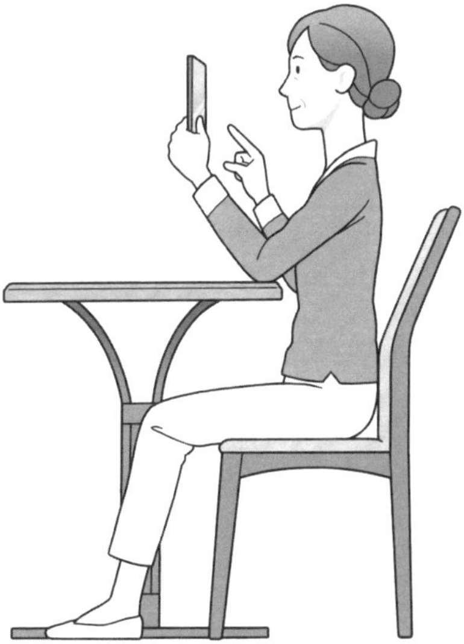

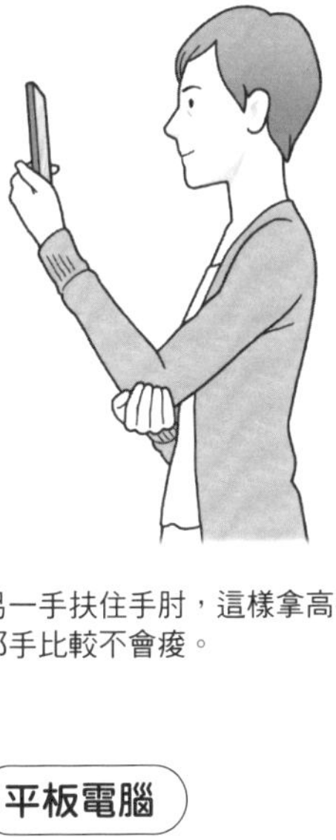

用另一手扶住手肘，這樣拿高手機的那手比較不會痠。

坐在桌子旁邊滑手機時，把椅子拉近桌子然後用手肘撐著桌面，這樣可以保持抬高手機螢幕的狀態。

平板電腦

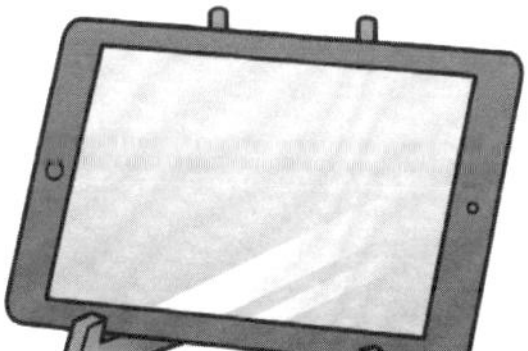

盡量把平板電腦放在桌上使用。

打造友善肩頸的文書環境，採用肩頸放鬆的姿勢打電腦

調整鍵盤與螢幕的位置

打電腦就跟滑手機一樣，身體都會不自覺形成往前傾的姿勢。

如果長時間用電腦工作，當然必須注意姿勢會不會傷害頸椎。但就算使用電腦不是為了工作，還是要盡量注意姿勢。

最基本的坐姿跟前面介紹的一樣，這裡要介紹的是使用電腦時要額外注意的幾個重點。

就頸部保健的觀點來看，我並不建議使用筆記型電腦。**筆記型電腦的螢幕不但比桌上型電腦的螢幕小，高度也遠遠低於眼睛平視的高度，都容易讓人不自覺地形成上半身往前傾的姿勢。**

而且，筆記型電腦的鍵盤與螢幕相連，必須把手往前伸才能操作，這樣的姿勢很容易造成肩頸緊繃。

假如不需要一直帶著電腦移動，不管是在家裡還是工作地點，我都建議使用桌上型電腦。

若真的只能使用筆記型電腦的話，那就改造一下使用環境，讓身體的姿勢更接近使用桌上型電腦時的樣子。做法是使用外接鍵盤，讓手臂不必往前伸也能操作，並且將螢幕墊高10～15公分，防止身體出現前傾姿勢。

使用電腦的姿勢與環境

桌上型電腦

螢幕稍微低於眼睛平視的高度

螢幕太高會造成肩頸疲勞；螢幕太低則容易讓人駝背。眼睛平視螢幕上緣是最適合的高度。

鍵盤與手肘保持水平

將手肘彎曲放在肩膀正下方，把手放在前面，再將鍵盤放在手指所在的位置。若先擺好鍵盤再把手放上去，手就會伸得太前面。

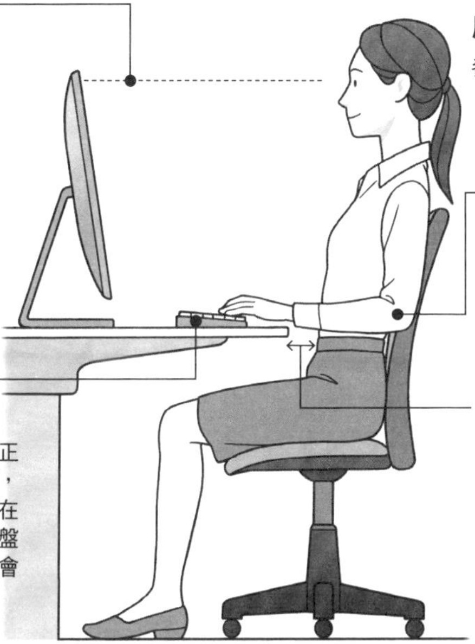

用正確的姿勢坐好

參考第102～107頁

手肘在肩膀的正下方

手肘不要往前移動，保持在肩膀的正下方。肩頸不要出力，放輕鬆坐在椅子上。

把椅子拉靠近桌子

身體跟桌子離太遠就會變成前傾的姿勢。把椅子往前拉，讓身體更靠近桌子。若椅子的扶手妨礙椅子前靠，請拆掉扶手或換一張椅子。

筆記型電腦

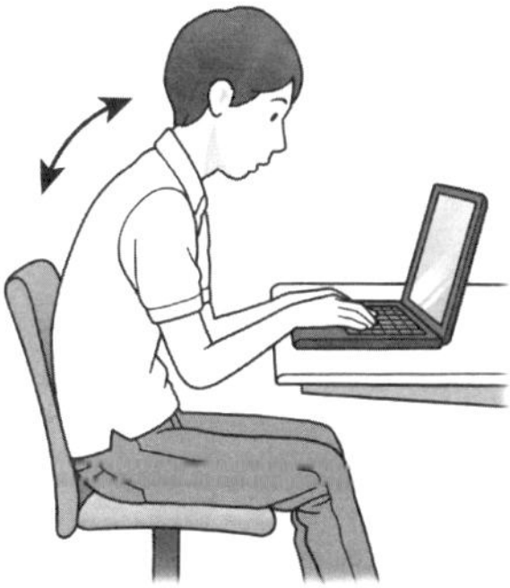

使用筆記型電腦容易讓人駝背。

打造不容易駝背的操作環境

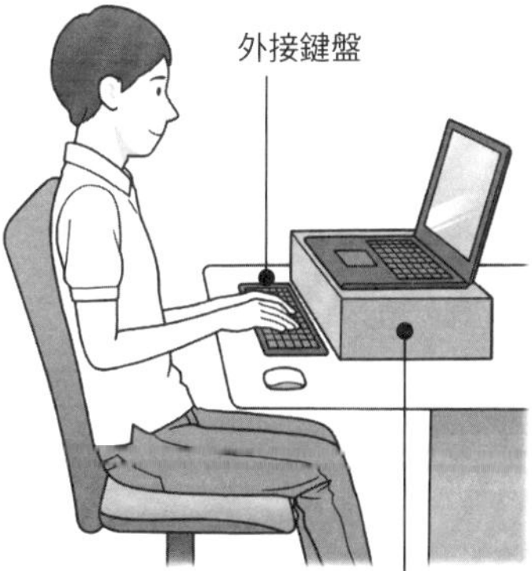

外接鍵盤

穩固的箱子，
高度約10～15公分。

用5步驟
打造友善肩頸的開車姿勢

按照自己的體型調整開車姿勢

有些人也許因工作需求或個人興趣，需要長時間開車。假如坐姿不正確的話，也會對肩頸造成莫大的負擔。以下5個步驟可以改善開車造成的肩頸負擔。

◎ 步驟1 臀部貼緊椅背

若坐太前面，骨盆便得不到支撐，容易往後傾斜，背部也會往後拱。

◎ 步驟2 增加腰部靠枕

不只要坐滿椅面，腰部與椅背之間還要放置一般靠枕或市售的車用腰靠等輔助靠枕，防止骨盆向後傾斜。

◎ 步驟3 調整椅背角度

椅背跟椅面的夾角太小，身體容易往前傾；角度太大跟方向盤距離太遠，則必須把手往前伸才能握到方向盤，很容易變成駝背。**請將椅背調整到手臂可以放輕鬆握著方向盤的角度。**

◎ 步驟4 調整座椅的前後位置

座椅要調整到方便控制煞車及油門的位置。移太後面容易駝背，因此請將座椅往前移一點。**不會因為要把方向盤打半圈而讓肩膀離開椅背，才是最剛好的距離。**

⊙ 步驟5 調整方向盤的前後位置

即使已經按照自己的體型做了步驟3與步驟4的調整，但打方向盤的動作依然會讓肩膀離開椅背。如果車子的方向盤能調整前後，把方向盤調近一點就會比較容易貼著椅背。

另外，長時間開車肩頸緊繃時不妨找地方停下來休息，也順便做做「肩頸操」活絡一下筋骨。

保護頸部的開車姿勢

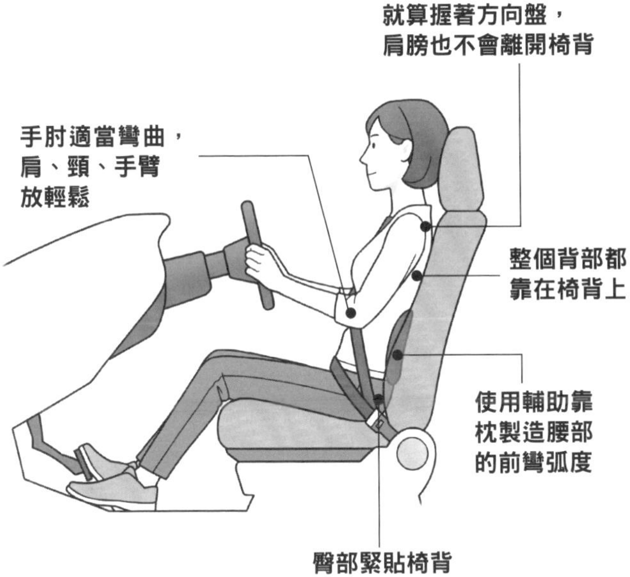
就算握著方向盤，肩膀也不會離開椅背
手肘適當彎曲，肩、頸、手臂放輕鬆
整個背部都靠在椅背上
使用輔助靠枕製造腰部的前彎弧度
臀部緊貼椅背

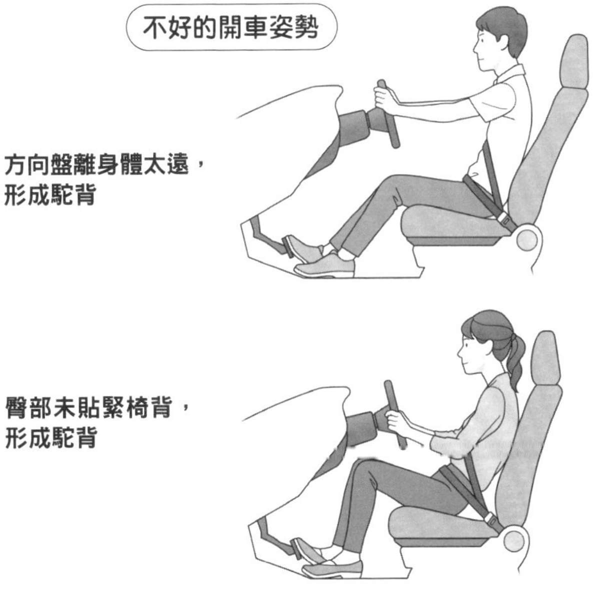
不好的開車姿勢
方向盤離身體太遠，形成駝背
臀部未貼緊椅背，形成駝背

想像「背上有按鈕」，打造正確的站姿

輕鬆保持良好站姿

跟坐姿相比，站姿比較不容易造成肩頸的負擔。因為站立時的髖關節會打開，腰部就會形成自然的前彎曲線，背部也就不容易向後拱。

不過，站立時如果不小心讓背部與肩膀過度鬆懈的話，背部依然會向後拱，形成駝背姿勢。**因此，站著的時候一樣必須注意背是否挺直。**

從側面來看，理想的站姿是「耳朵、肩膀、腰、髖關節、膝蓋、外踝」維持在同一條直線上。不過，要去注意身體是否形成直線其實非常困難。就算我們想讓身體保持良好的姿勢，用意志去控制身體，注意力也沒辦法維持太久。

所以，我要介紹一個可以簡單改善站姿的方式，那就是想像自己的「背上有按鈕」。

這個按鈕的位置就在背的中心線上，高度大約在肩胛骨下緣。換個方式來講，就是在兩乳頭連線中點對應到背部的位置。

只要按下這顆「背上的按鈕」，站姿就會立刻變正確。請各位想像有人在背後按下這顆按鈕，然後抬頭挺胸站好。

應該會感受到背部自然挺直、肩膀向後拉，且頭部回歸到身體正上方的感覺。這樣就會讓身體半自動地把「耳朵~外踝」調整在同一直線上。

打造正確站姿的祕訣

實際請人按著這個位置的話，應該會更容易形成這個姿勢。

只需將注意力放在這一顆「背上的按鈕」，所以就可以很簡單地將身體調整成保護肩頸的理想姿勢。

背上的按鈕

想像背後的肩胛骨下緣與脊椎的交叉點上有個按鈕。

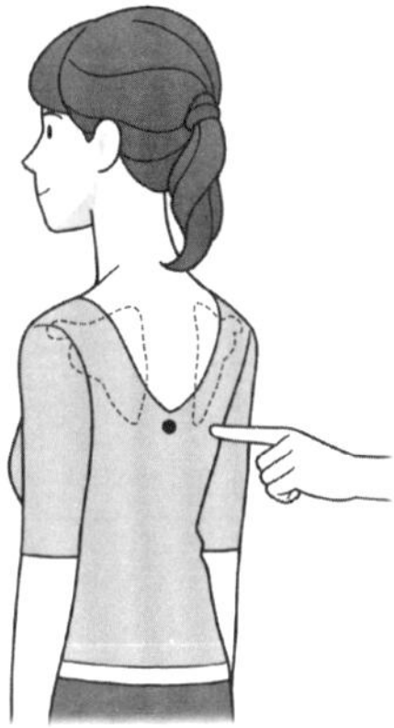

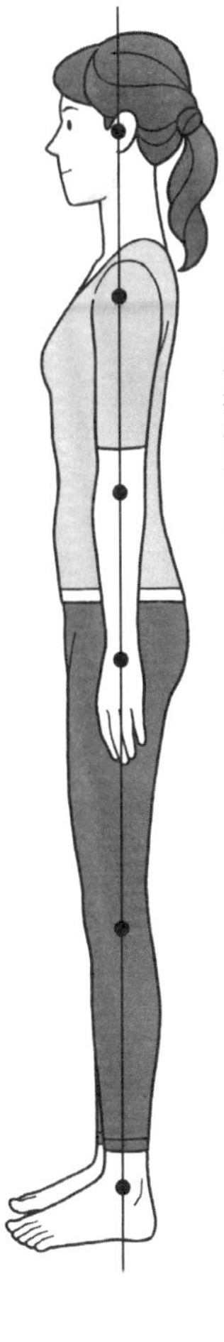

專心想著按下背上的這顆按鈕，「耳朵、肩膀、腰、髖關節、膝蓋、外踝」就會自然連成一直線，形成良好站姿。

行走時一樣專注於背上的按鈕，就能維持良好的姿勢。

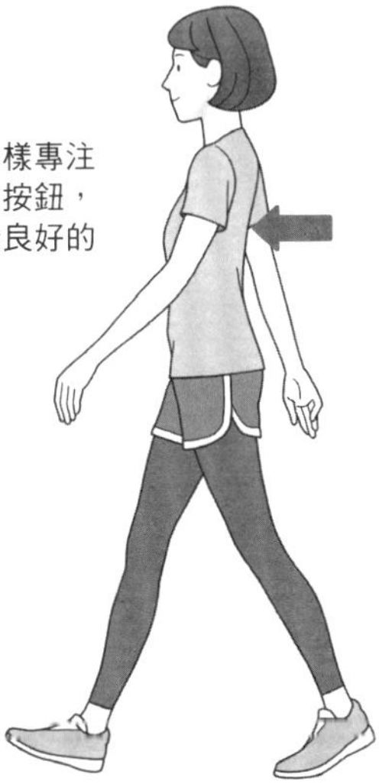

只要專注於背上的按鈕，背部自然就會挺直，頭部也會回到原來的位置。

有頸椎病的人都必須知道，正確的枕頭挑選法

能避免引起症狀的姿勢

有頸椎病的人都會處在肩頸緊繃僵硬的狀態，睡覺的枕頭若是不適合這種狀態，就會更容易出現頸椎病的症狀。

以下是挑選枕頭的幾個重點。

⊙脖子往後仰就有症狀的人要睡高一點的枕頭

脖子往後仰（頭往上抬）就容易出現疼痛或麻木的人不適合睡太低的枕頭。因為躺太低的枕頭通常都會讓脖子往後仰，是容易引起症狀的姿勢。也就是說，**脖子往後仰就會出現症狀的人適合睡高一點的枕頭，脖子才不容易往後仰。**

另外，平時就習慣把頭往前伸，或是有頸椎過直情況的人，只要選擇適合自己頸部角度的枕頭，也能夠減輕頸部的負擔。

脖子往前彎（頭往下低）就容易出現疼痛或麻木等症狀的人要睡低一點的枕頭，脖子才不會很吃力。

總之，最重要的就是躺枕頭的姿勢是否能避免引起症狀。

⊙避免太低的枕頭

習慣側睡的人適合使用能讓脖子在側躺時保持水平的枕頭。**枕頭太低就會讓脖子往下傾斜，造成負擔。**

另外，假如正躺時適合的枕頭高度與側躺時適合的枕頭高度相差太多，那就準備一個高的枕頭、一個低的枕頭吧。把這2個枕頭都放在床上，側躺時就睡高的枕頭，正躺時就換成睡低的枕頭。

⊙避免枕著脖子的部分比較高的枕頭

脖子側比較高的枕頭（後腦杓側比較低的枕頭）或是頸枕（枕在頸部的圓筒狀枕頭）都會讓頸部過度後仰，所以並不適合有頸椎病的人。

尤其是把脖子往後仰就容易出現症狀的人務必要多加注意。

適合與不適合頸椎病患者的枕頭

能避免引起症狀的姿勢

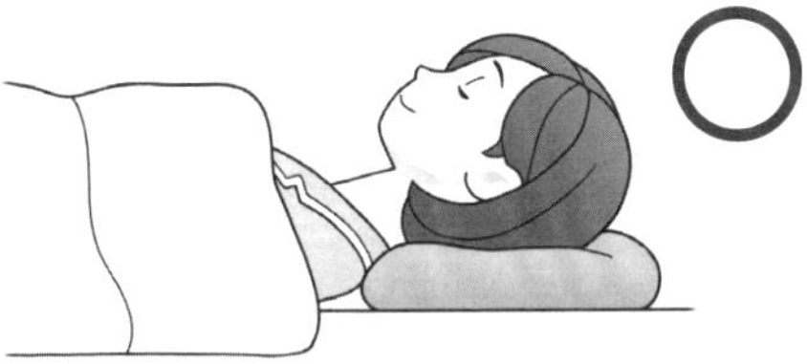

就算躺下來，頭部與頸部的位置依然能跟站著或坐著一樣保持在舒適的狀態。

高度不足的枕頭

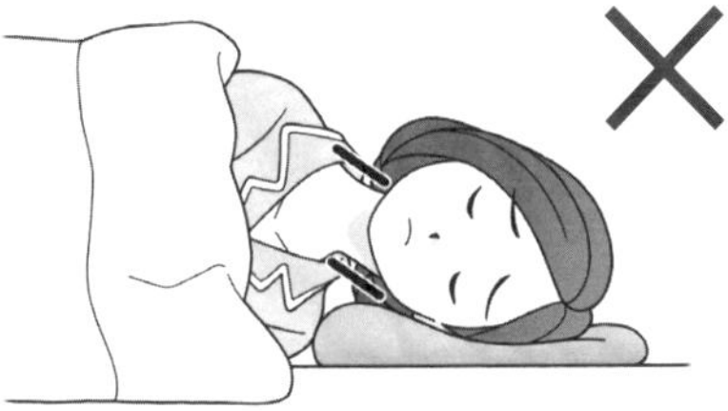

側躺時枕頭太低會導致脖子往下傾斜，造成頸椎負擔。

讓頸部後仰的枕頭

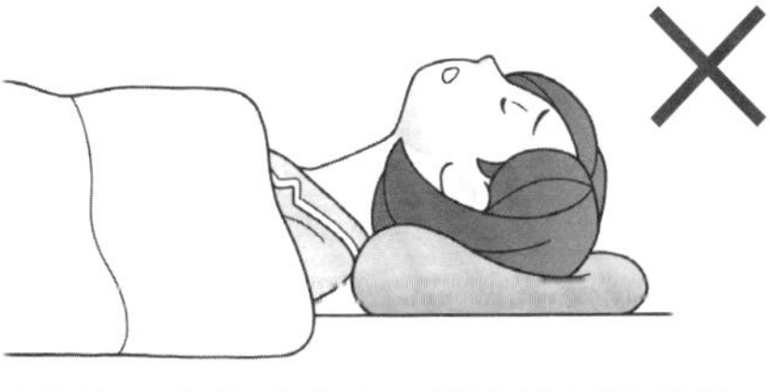

枕著脖子的部分太高，導致頸部過度後仰，造成頸椎負擔。

立刻舒緩手臂麻木、疼痛的簡單技巧

保護神經，避免症狀發生

以下要介紹的是頸椎病階段3「手痛、手麻型」的人可以試著減輕手臂症狀的方法。

⊙抬高手臂，減少神經壓迫

手臂放下的時候，本身的重量就會把神經往下拉，所以容易出現症狀。反過來說，**只要把手臂抬高超過肩膀，受到拉扯的神經就能得到解脫，症狀也會減輕一些。**

因此，出現手臂疼痛或麻木的情況時，只要像左頁介紹的方式一樣抬高手臂就沒問題。

這個方法非常簡單，效果卻意外地好，立刻就能減輕症狀。

躺著也一樣，覺得手痛或手麻的話，只要把手抬高超過頭頂，就可以減輕症狀。不過，一直把手臂舉在頭上也會讓肩膀僵硬，所以也可以使用抱枕等物品枕著抬高的那隻手臂。

只要像這樣盡量避免引起症狀，也有助於盡早改善頸椎病。

⊙別用有症狀的那隻手拿背包

有頸椎病的人也要注意使用背包的姿勢。

基本上，**要盡量避免使用有症狀的那隻手提著包包，或把包包的背帶掛在那隻手的肩膀上**（也要避免使用掛在雙肩上的後背包）。

使用側背包時，把背帶掛在沒有症狀的那一側的肩膀並沒有問題，但側背的方式可能會讓單側肩膀不自覺地聳起，才不會讓背帶從肩上滑落，結果反而造成肩頸緊繃。

因此，最建議的方法就是像左邊的插圖一樣，把背包的背帶繞到身體的另一邊，使用沒有症狀的那一側的肩膀背著包包（斜背法）。

緩解手麻的對策

抬高手臂

把手搭在另一邊肩上。

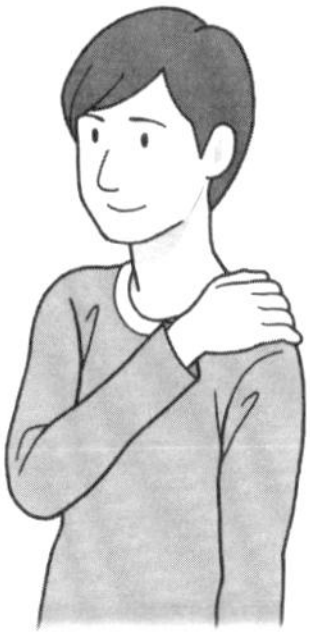

放在頭上。

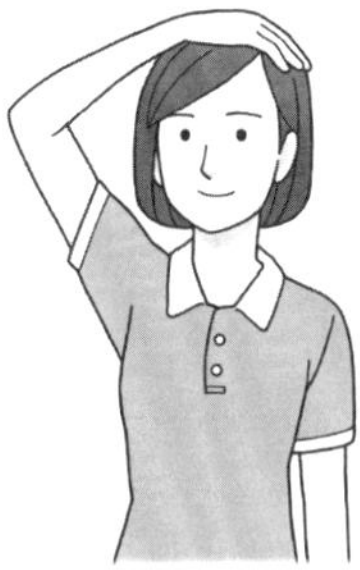

放在椅子或沙發的椅背上。

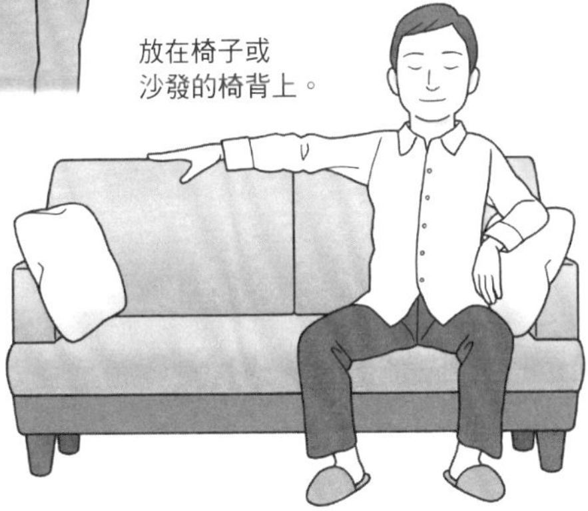

斜背

最適合的方式是將背帶繞過身體的斜背法，使用沒有症狀的那一側肩膀背著包包。

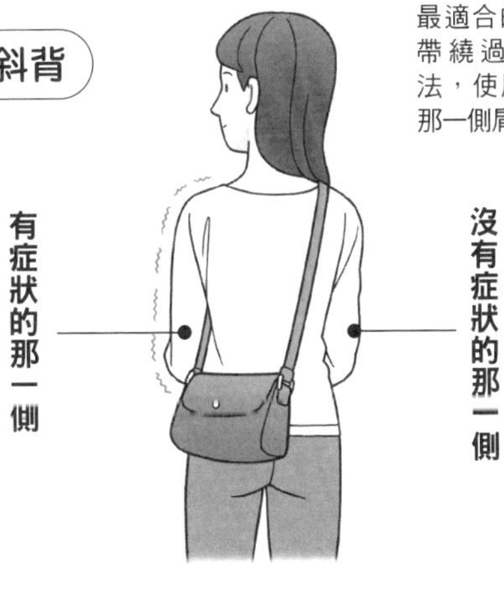

適時、適當紓壓，減少肩頸痠痛的累積

用30分鐘法則重整肩頸狀態

就像第14頁說的一樣，每天的壓力也是頸椎病惡化的主要原因。

自律神經中的交感神經主導身體的緊繃狀態，壓力會促進交感神經的作用，進而引起肩頸緊繃。而肩頸緊繃就是頸椎病惡化的主因。

不過，人只要活在這個世上，就不可能完全沒有壓力，因此必須懂得如何管理壓力。

具體來說，就是在生活中安排紓壓時間，適時地讓肩頸放輕鬆、減少肌肉的緊繃，也讓身心好好地休息一下。

舉例來說，如果是坐在辦公室工作的人，就可以實行「30分鐘法則」（參考左頁），也就是每30分鐘就調整一次自己的姿勢，緩解肩頸的緊繃。

養成每到整點及30分就調整姿勢的習慣，或使用手機、電腦設定每隔30分鐘的鬧鐘，都是實行30分鐘法則的好方法。

另外，請在午休時間好好休息1個小時。並且建議在**吃完午餐以後小憩15分鐘左右。這樣做能夠清除壓力帶來的疲倦**，重置自己的狀態。

躺著睡午覺會不小心睡太熟，所以只要坐著閉目養神就好。沒有肩頸疼痛問題的話，也可以趴在桌上睡。

壓力管理法

30分鐘法則

規定自己每工作30分鐘就要休息，重新調整身體的姿勢，放鬆緊繃的肩頸。只是站著休息一下也無妨，也可以離開座位稍微走動，或做第66頁介紹的胸部伸展操。

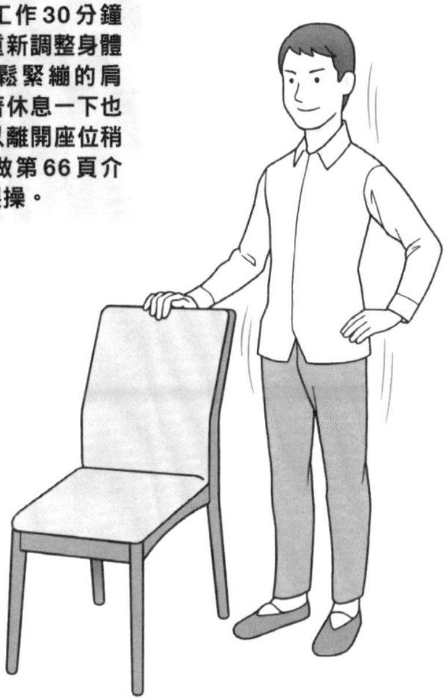

中午小憩

就算只是靠著椅背閉目養神，也能有效緩解壓力。建議使用搭機常用的U型枕，頭就不會歪來歪去。

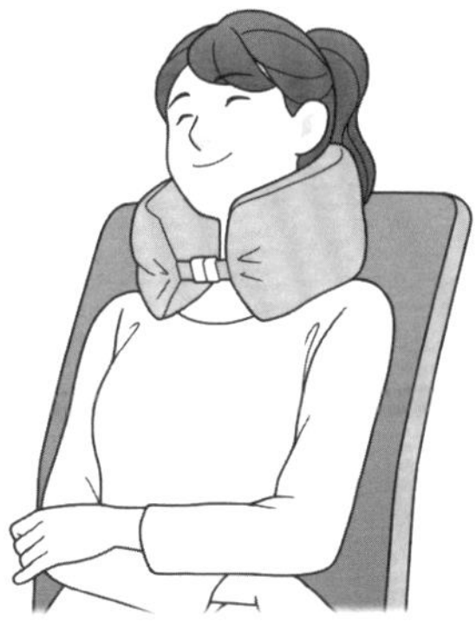

即使坐著睡不著也不用擔心，就算只是把肩膀放輕鬆，靜靜地閉著眼睛靜心冥想，還是可以達到休息的效果。

另外，搭車時間比較長的時候，也可以趁這段時間休息一下。這時同樣是讓肩膀放輕鬆，**閉上眼睛阻擋外界的各種資訊，讓心平靜下來。我也建議各位戴上耳塞。**這樣就能不去注意外界的聲音或別人的動靜，在電車上或辦公室裡就更容易靜下心休息。

打造戰勝壓力的體質就從日常做起

調整運動、泡澡、睡眠的模式

既然無法避免壓力，那就必須調整自己的身體狀態，才能戰勝壓力。請各位一起來執行以下這3點。

⊙全身運動

首先是適度的全身運動。在頸椎病的患者之中，也有許多人是因為運動不足造成體力下滑，進而導致頸椎病。**請養成做全身運動的習慣，在自己能力所及的範圍內進行健走、慢跑等全身性運動。**只要體力變好，就能提升疾病的抵抗力。

另外，當頸椎病引起劇痛或四肢麻木等症狀時，以手部動作為主的運動可能會讓症狀變得更嚴重，必須避免進行。

而且，身體疲累時依然勉強自己做運動反而會造成更大的壓力，得到反效果。充分休息以後再做運動，才是最重要的。

⊙泡澡放鬆身心

當體力透支時，不妨晚上泡個澡讓身體放鬆一下。交感神經的作用會引起肌肉緊繃，而泡澡可以使交感神經減少作用，緩解身體痠痛。請將熱水溫度控制在38～40度左右，且水位高度在胸口附近，泡個澡讓身體從內到外都溫暖起來。**只要悠閒地享受10分鐘、20分鐘的泡澡時光，就能讓**

身心得到非常好的休息效果。

另外，熱水的溫度太高會刺激交感神經，造成反效果。水位高度超過胸口則會對心臟造成負擔，達不到放鬆效果。

⦿充足的睡眠

獲得充足的睡眠也是非常重要的一件事。因為交感神經會在睡眠期間減少作用，讓緊繃的身體放鬆下來，也緩解肩頸僵硬的情況。

整體而言，日本成人的睡眠時間都不長，但為了保護頸椎的健康，每天至少還是要睡滿7個小時。

關於泡澡的時間點，通常我會建議設定在睡前1.5小時。泡完澡是身體最溫暖的時候，之後會慢慢地降溫，到了睡覺時間就會很好入睡。

調整身體狀態的方法

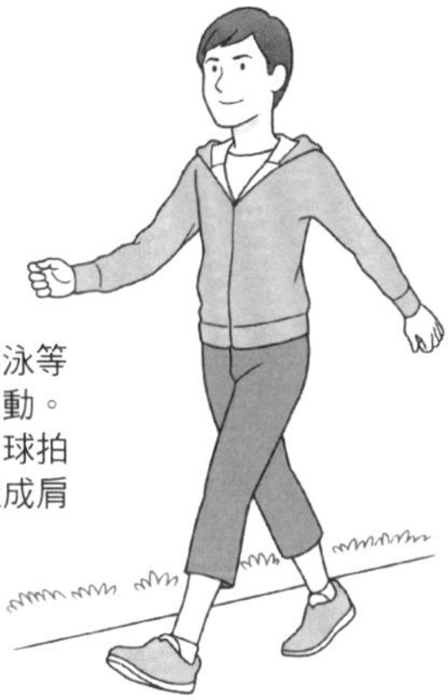

全身運動

健走、慢跑、游泳等都是很不錯的運動。騎腳踏車、使用球拍的運動可能會造成肩頸的負擔。

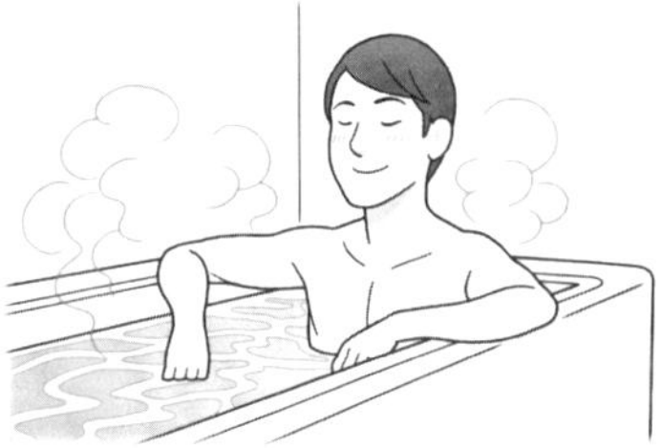

泡澡放鬆

建議使用38～40度左右且水位高度不高的熱水浸泡10～20分鐘。

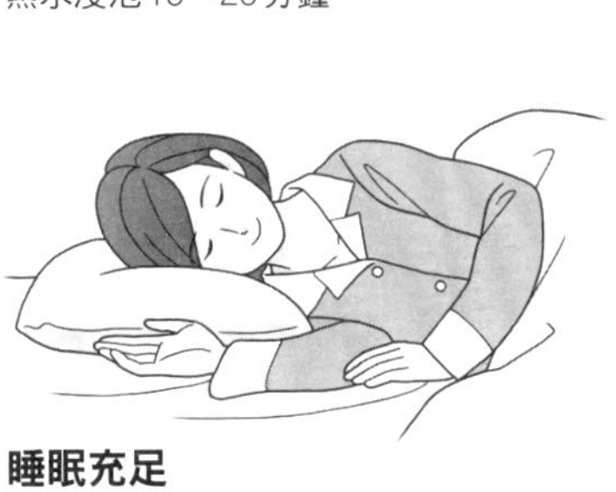

睡眠充足

睡眠不足也是頸椎病惡化的原因。根據美國研究，成人每天需要7～9個小時的睡眠，不足的部分會形成「睡眠負債」，長久累積的欠債會對身心帶來負面影響。

專欄

頸椎病為何這麼難治？

3 充滿壓力的現代社會

在這個專欄裡，我還想跟各位再聊聊關於壓力的問題。日文當中有一句慣用語叫做「首が回らなくなる」，字面上的意思是「脖子沒辦法轉過來」，而真正要表達的意思則是「債台高築，陷入困境」。

當一個人負債累累，無力償還欠債時，的確會承受相當大的精神壓力。這時，交感神經會處於亢奮狀態，使脖子的肌肉過度緊繃，所以脖子的動作就不靈活……。這句話可以說是非常巧妙地暗示了壓力與頸椎病之間的關聯。

不過，並非只有痛苦的情況才會造成身心壓力，就連我們在做自己喜歡的事情時，身體也會形成壓力。若是全心全意專注在自己的興趣或遊戲，長時間維持這種全神貫注的狀態，交感神經也會過於亢奮，讓身體感覺疲累。也必須留意別讓身體承受太多的壓力。

另外，除了心理因素以外，環境也會造成壓力。例如：天氣寒冷的時候，人會自然地縮著肩膀，蜷曲著身體，這樣的動作也會造成肩頸肌肉痠痛。

噪音也是一種壓力來源。在四周紛擾的環境下，整個身體都會變得很緊繃。

光源也會造成壓力。尤其現代更是必須注意人工光源帶來的影響。若半夜仍持續暴露在手機或電腦的光源下，身體的緊繃就會變得更嚴重。只要把電子產品的光線稍微調暗，就有減輕肌肉痠痛的效果。

另外，也別忘了姿勢不良對頸椎造成的負擔就是物理上的壓力，而不管壓力是哪一種形式，都與頸椎病密不可分，務必留意並設法做好壓力管理。

附　章

頸椎病專家來解答！頸椎病治療Q＆A

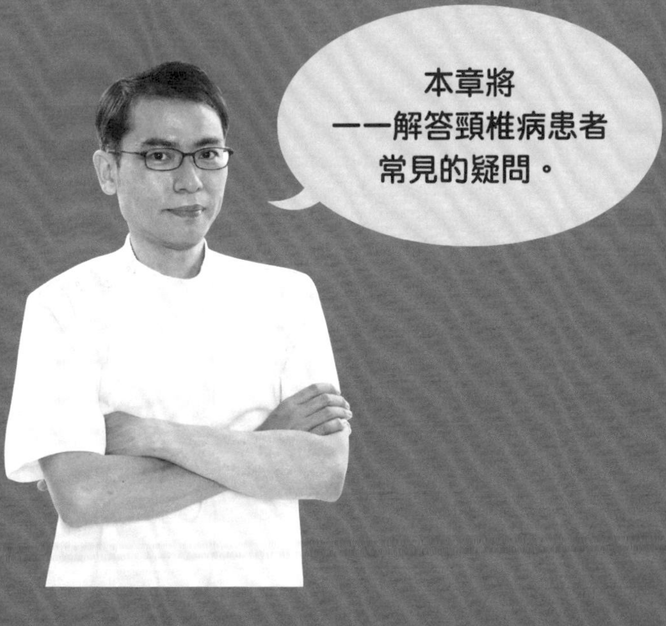

Q1 骨科會使用哪些方式來治療頸椎病？

A 主要使用藥物、物理治療等非手術對症治療，僅能舒緩症狀但不能消除病因，因此無法從根本解決問題。

骨科針對頸椎病的治療方式**大致上分為「手術治療」以及手術以外的「非手術性治療」**。「非手術性」顧名思義就是「不以手術方式對身體造成傷口」。

頸椎病的非手術性治療會使用藥物或醫療器具緩解疼痛或麻木等症狀，降低頸椎病對日常生活造成的困擾。

醫生會先透過以消炎止痛劑為主的藥物療法緩解症狀。有些醫院還會同時進行牽引、熱敷、按摩等物理治療，同樣屬於非手術性的治療方式。

若病人有強烈的疼痛症狀，也可能採用神經阻斷術進行治療。不過，**這些方式基本上都只是抑制症狀的對症治療而已，無法從根本解決引起肩頸痠痛或疼痛的原因。**

即使透過對症治療消除頸椎病的症狀，但造成疼痛的原因依然存在，所以就容易持續復發。

另外，不少頸椎病患者都會期待非手術性的治療效果，按照醫師的指示繼續接受治療，結果卻沒什麼成效。

真的覺得治療的效果不好時，還是要與醫生討論是否要換成其他治療方式，才不會浪費更多的時間與力氣。

◎ 手術治療與非手術性治療

手術治療

當頸椎病的症狀嚴重妨礙日常生活時，就會考慮進行手術。
常見的手術方式為「頸椎前路椎間盤切除及融合術（ACDF）」。這個手術方式是從頸部前側進入，切除壓迫到神經根的骨刺或變形的椎間盤，釋放受到壓迫的神經根，並以器材固定切除部位上方以及下方的頸椎。
有時也會視患者的病情狀況進行「頸椎後位減壓手術」，從頸部後側進行手術。

非手術性治療

藥物療法

骨科醫師診斷為頸椎病時，大部分都會採用藥物療法進行治療。藥物療法的主體為止痛藥，可抑制發炎，緩解症狀。

《 詳細請參考第 128 頁 》

物理治療

以物理手段作用於患部，達到症狀的改善。有牽引治療、熱療、按摩療法等等。通常會與藥物療法同時進行。

《 詳細請參考第 130 頁 》

神經阻斷術

有些醫院會以「神經阻斷術」治療頸椎病階段 3「手痛、手麻型」。神經阻斷術分為以下 2 種。
神經阻斷術對於緩解疼痛或麻木有非常好的效果，但效果大部分都只是一時的。
另外，頸部是個構造非常精密的部位，非常多重要的神經及血管都會從這裡經過。因此進行神經阻斷術具有一定程度的風險，請務必前往技術高超且值得信賴的醫院進行手術。日本進行神經阻斷術的院所並不多。

神經阻斷術

將注射針頭插入頸部，將受到壓迫而引起症狀的神經根注射局部麻醉藥，緩解症狀。

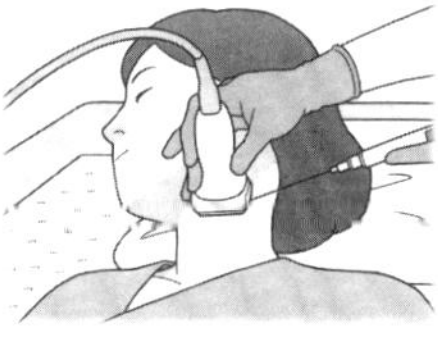

近年來也開始使用超音波找出更準確的注射位置。

星狀神經節阻斷術

星狀神經節位於喉頭附近，是交感神經系統的一環。星狀神經節阻斷術是將麻醉藥注射在星狀神經節周圍，暫時阻斷交感神經的作用，使血管擴張，促進血液流動，因此能緩和症狀。

Q2 什麼是藥物療法？只要吃藥就行了嗎？

A 以止痛藥為主的治療方式。要使用真的能發揮效果的止痛藥，且服用的期間要適當，才能幫助治療骨科治療頸椎病的方式主要為藥物療法。

藥物療法以止痛藥為主，且止痛藥分為許多類型，如左頁所示。醫師會根據病人的病情，使用適合每個人的止痛藥。頸椎病的症狀很不舒服時，使用止痛藥也能讓人舒服一點。

止痛藥不能從根本治療頸椎病，所以就算用止痛藥緩解症狀，也不能以為是痊癒。**請記得當身體感到舒服一點的時候，就是繼續進行伸展操等護頸行動的最好時機。**

若不改善頸椎狀態，只是一味依賴止痛藥，之後可能就要吃更強效的止痛藥。強效的止痛藥容易產生副作用，對身體沒有好處。

左頁列出了治療頸椎病的常用藥物，以及這些藥物的注意事項，希望各位都能安全使用藥物。

另外，**如果覺得目前使用的藥物沒有效果時，就要考慮是否換藥。**通常會觀察2～3個星期，更久一點則以3個月為參考基準，若使用後依然沒有改善，也許是因為目前使用的藥物並不適合自己的症狀。

若有這樣的情形，請與主治醫師討論是否停藥或改成其他類型的藥物。

◎治療頸椎病的常用藥物

止痛藥

消炎止痛藥（非類固醇類消炎藥物〔NSAIDs〕）

商品名 LOXONIN、Voltaren、CELECOX等等

抑制發炎，緩解疼痛。除了口服藥外，也有塞劑、藥布的形式，這2種形式的消炎止痛藥比較不容易產生副作用。

副作用 這一類的止痛藥容易傷胃，醫生通常會跟胃藥合併使用。長期服用可能會傷害腎臟及肝臟。有些人使用消炎止痛藥布會起疹子或發癢。

解熱鎮痛劑（Acetaminophen）

商品名 CALONAL、TYLENOL等等

作用於中樞神經（腦與脊髓），抑制疼痛。具有解熱作用。

副作用 服用過量可會傷害肝臟。

牛痘疫苗接種家兔炎症皮膚提取物

商品名 Neurotropin

讓不易感到疼痛的神經活化，並促進末梢血流，透過抑制與疼痛或發炎相關的物質，發揮鎮痛作用。

副作用 可能會引起胃部不適，但發生的頻率不高。

神經病變疼痛治療藥物（Pregabalin）

商品名 LYRICA

對於神經受損產生的疼痛（神經病變疼痛）具有鎮痛作用。副作用多。

副作用 頭暈、嘔吐、便秘、水腫、肝功能障礙等等。剛開始使用較低劑量，確認無副作用再慢慢增加劑量。

弱效型鴉片類止痛藥

商品名 Tramal、TRAMCET

非麻醉藥物，但與麻醉藥（嗎啡等）具有同樣的作用機制，具有強效的鎮痛作用。具有強烈的副作用，當上述的止痛藥都無效時，最後才會使用這種止痛藥。

副作用 噁心、反胃、便秘、睏倦等。剛開始使用較低劑量，確認無副作用再慢慢增加劑量。

其他

肌肉鬆弛劑

商品名 Myonal、RINLAXER、Ternelin等等

緩解肌肉緊繃的藥物。肌肉緊繃是造成頸椎病的原因之一，因此醫生通常都會使用此藥物。

副作用 困倦、頭暈、頭痛、食慾不振等等。

維生素B12

商品名 Methycobal等等

用於治療缺乏維生素B_{12}引起的神經損傷。許多醫生都會給頸椎病患者使用這種藥物，緩解患者手腳麻木的症狀。不過，飲食營養均衡的話，就不會有維生素B_{12}不足的問題，所以醫生不一定會給病人使用這種藥。

副作用 食慾不振等等。

Q3 物理治療的效果好嗎？

A 使用適合的方式進行治療，有時的確就會發揮效果，所以也可以考慮做一陣子的物理治療。覺得效果不好再考慮是否更換治療方式。

常見的物理治療方式有拉伸頸部的牽引治療、加溫改善血液循環的熱療、放鬆緊繃肌肉的按摩療法等等；運動療法也屬於物理治療的一種。

基本上，除了運動療法以外的非手術性治療都無法充分改善造成頸椎病的主因，物理治療也算是一種類似對症治療的方式。

因此，**物理治療並非對所有頸椎病患者都有效**。各位在進行物理治療時，請考慮到這一點。

不過，畢竟每個人的情況都不同，有些人確實會覺得物理治療的效果很好，讓天天出現的症狀緩解許多。

各位**可以先試著做一陣子的物理治療，症狀實際獲得改善的話，再繼續進行治療**。

因此，希望各位都可以找到值得信任的醫療院所或專門進行物理治療的機構，與專家討論出更適合自己的物理治療方式。

進行物理治療必須多加注意，若治療的效果不彰卻還是聽從指示繼續進行同樣的治療，不僅浪費時間跟體力，還會被提高治療的強度，有時反而會讓疼痛等症狀更加惡化。

◎ 物理治療的方式與注意重點

牽引治療

方式 主流的牽引治療是使用牽引帶固定下巴至後腦杓，再慢慢將頭部往上拉伸。可以擴大狹窄的椎間距離，緩解症狀。

注意重點 一般的牽引治療只會把頭部往正上方拉，但只能稍微拉開頸椎之間的距離。若要增加頸椎間的空間，除了垂直牽引之外，還必須同時進行頸部前彎（第76頁介紹的「頸部伸展」就能做到這一點）。因此，有許多患者做了牽引治療之後都得不到預期的效果。不過，還是有人只做了向上的牽引治療就改善了症狀。不妨試試看一陣子的牽引治療，效果不彰再調整治療方式。

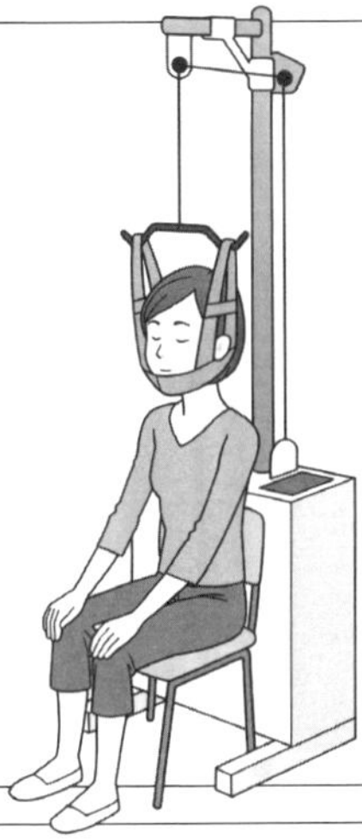

熱療

方式 對患部進行加溫，藉此放鬆緊繃的肌肉，緩解痠痛及疼痛。也能改善血液循環，促進身體排出疼痛物質。方式包括：以熱敷袋熱敷、照射紅外線、超短波等等。

注意重點 此為對症治療，不能解決痠痛及疼痛的根本原因。可改善症狀，但效果大多只是一時。

運動療法

方式 例如本書介紹的「肩頸操」等伸展操，或是可以提升體力的全身性運動。

注意重點 最理想的做法是由醫師或依照醫師指示的專業人士（物理治療師）等等直接指導患者進行運動，但目前在現實狀況中，幾乎沒有骨科醫師會將運動療法當作頸椎病的主要治療方式。

按摩療法

方式 在日本，按摩療法要由具備國家資格證照「按摩推拿指壓師」的人執行，以揉捏的方式放鬆緊繃僵硬的肌肉，促進血液循環。

注意重點 按摩療法與熱療一樣，效果短暫，許多人都會經常拜訪按摩店。不過，最重要的是必須確認按摩師是否有證照，避免給不具頸椎病知識，且無國家資格證照的人進行按摩。另外，趴在按摩床上的姿勢可能會讓頸部往後彎，也有不少人是因此導致頸椎間的空隙變窄，手臂麻木的情況變得更嚴重。

低週波治療

方式 透過電流的刺激讓肌肉放鬆。

注意重點 與熱療一樣，效果大多都是一時。

護具療法

方式 主流的牽引治療是使用牽引帶固定下巴至後腦杓，再慢慢將頭部往上拉伸。可以擴大狹窄的椎間距離，緩解症狀。

Q4 脊骨神經醫學會如何治療頸椎病？

A 主要是以矯正手法更有效地調整包含頸椎在內的脊椎，消除疼痛或麻木等症狀。

脊椎的活動幅度雖然不像四肢的關節那麼大，不過每一節椎骨之間都有椎間關節與椎間盤連接起彼此，發揮了關節的作用。

頸椎病患者會因為脊椎周圍的肌肉僵硬，導致脊椎的關節變得不靈活。

透過脊骨神經醫學的矯正手法刺激這些不靈活的關節，不僅可以消除肌肉的僵硬緊繃，同時還能改善關節的靈活度，達到消除、減輕疼痛等症狀的效果。

只要肌肉僵硬緊繃的狀態消失，過直的頸椎也比較容易恢復正常的曲線。

另外，如果是頸椎變形導致神經受到壓迫的情況，脊骨神經醫學的矯正手法雖然不能讓變形的

◎ 何謂脊骨神經醫學（chiropractic）

名稱 在希臘文中，cheiro的意思是「手」，practic的意思是「技術」。脊骨神經醫學在日文中亦被稱為「脊椎徒手療法」等等。

建立 1895年由美國的治療師D・D・帕默爾創立。

普及 世界衛生組織（WHO）認定的醫療保健（Healthcare）。已普及至100個國家，並有45個國家承認脊骨神經醫學為合法的醫療行為。在美國，脊骨神經醫師（Chiropractor）被稱為「Doctor of Chiropractic」，擁有醫師的地位。在日本，由於尚未立法承認脊骨神經醫學，脊骨神經醫師並不具政府機關等認定的資格，所以就算是不曾接受專業的脊骨神經醫學訓練的人，也能自稱是脊骨神經醫師。

註：台灣脊骨神經醫學尚未合法化與制定相關從業者規範，如有相關需求請諮詢骨科醫師。

◎ 脊骨神經醫學的治療效果及治療方式

效果

矯正骨骼更包括異常的脊椎，對於全身的肌肉、骨骼系統的症狀皆能發揮效果。代表性的症狀包括：腰痛、肩頸痠痛、頭痛、四肢麻木。不分年齡，即使是年長者也能獲得效果。

治療方式的特徵

矯正手法 找出關節活動不靈活部位，調整的動作不大，但速度極快，可以瞬間矯正骨骼的位置回復正常體態。也被稱為「骨骼調整（Adjustment）」。

調整肌肉 當肌肉的平衡受到破壞，導致脊椎排列不正時，就要進行肌肉調整，讓僵硬的肌肉放鬆，並讓孱弱的肌肉變強，使肌肉接近本來的平衡。

註：台灣脊骨神經醫學尚未合法化與制定相關從業者規範，如有相關需求請諮詢骨科醫師。

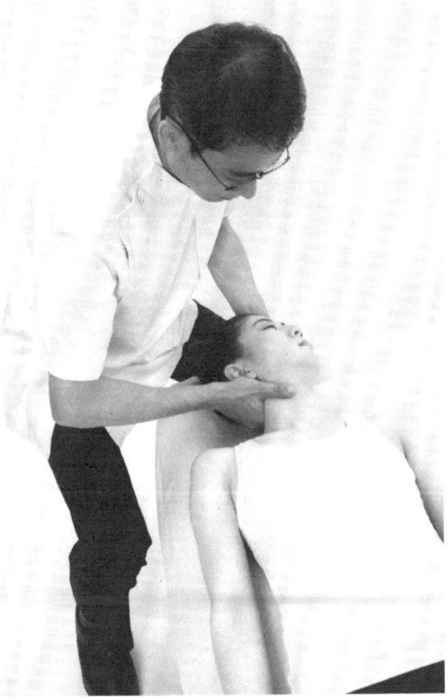

徒手調整頸椎的樣子。

頸椎恢復原狀，但還是可以減緩造成頸椎變形的椎間狹窄，所以手麻的症狀也會獲得改善。

通常，脊骨神經醫學的矯正治療都要持續進行幾次才會有效，不過也有不少人做完一次以後就覺得舒服很多。**持續做的話，脊椎的狀態就會慢慢改善，對於全身的健康也有幫助。**

另外，這本書介紹的肩頸操雖然不比實際前往治療院接受矯正治療，但持續做還是可以得到同樣的效果。

假如已經做了肩頸操或改善生活習慣、接受骨科的治療，症狀的改善依然不如預期，我建議可以試試看接受脊骨神經醫學的治療。

不過，這本書的內容也包含了我個人的觀點，每間治療院在進行脊骨神經醫學治療時的考量未必與我的看法相同。

Q5 哪些情況應該動手術？

A 手術是治療頸椎病的最終手段。到頸椎病的階段3為止都還是優先考慮手術以外可行的治療方式。

即使是骨科醫師，也不太會建議本書所說的「頸椎病階段3」之前的患者進行手術。頸椎病階段3的人是否要進行手術，取決於症狀的痛苦程度以及對日常生活的影響程度。

其實階段3的人只要透過肩頸操、改善生活習慣、非手術性治療、脊骨神經醫學治療等方式積極面對頸椎病，改善的效果還是很不錯。

不過，若已經到了頸椎病的階段4「脊髓型」，最好要考慮進行手術治療。此階段的病情多半會逐漸惡化，甚至也會出現嚴重的神經病變，使生活品質（Quality of Life，QOL）明顯下降。**即使透過前述的治療方法為階段4的患者進行治療，也幾乎沒什麼效果。**

◎ 依階段不同考慮是否進行手術

階段1&階段2

不必考慮進行手術。

階段3

神經根型頸椎病、神經根型頸椎椎間盤突出

即使醫生建議進行手術，但尚有其他可行的治療也不妨一試。不過，若「手跟手臂完全不能出力」、「隨時感到劇痛，難以入睡」持續未改善，便可以考慮手術。

階段4

脊髓型頸椎病、脊髓型頸椎椎間盤突出

出現手部細微動作障礙、四肢麻木、步行困難、排便障礙等症狀時，就要考慮進行手術。術後仍有可能復發，即使已手術治療，也應該適度進行肩頸操、改善習慣以免復發。

Q6 有哪些疾病容易被誤以為是頸椎病？

A 有些症狀很難讓人判斷究竟是頸椎病，還是胸廓出口症候群、腕隧道症候群、肘隧道症候群。請前往骨科接受專業的診斷。

除了頸椎病之外，其他疾病也可能造成手痛或手麻。

左邊列出了3個容易與頸椎病階段3「手痛、手麻型」混淆的代表性疾病。

◎容易與頸椎病混淆的3種疾病

胸廓出口症候群

病徵 頸椎到手臂的神經以及心臟到手臂的血管在鎖骨附近的胸廓出口受到肌肉及骨骼的壓迫或拉扯，導致手臂產生疼痛感或麻木感。

特徵 多發生在年輕女性身上，手臂及手部會出現大面積的麻木感。多數的情況是兩隻手臂都會出現症狀。相反的，頸椎病造成的麻木感大部分只會出現在其中一隻手臂，且症狀的範圍不大，通常只有局部症狀。

腕隧道症候群

病徵 正中神經會穿過手腕內側由腕骨及韌帶圍成的腕隧道。受到壓迫手指就會出現麻木感。若睡覺時無意識地手腕彎曲，手指也會出現麻木感。

特徵 各個年齡層都可能得到腕隧道症候群，其中以女性居多。只有手指會覺得有麻木感，前臂至手掌都不會出現症狀。另外，症狀只出現在大拇指、食指、中指、無名指靠近中指一側，小拇指並無症狀，也是腕隧道症候群的特徵。

肘隧道症候群

病徵 手肘內側（肘隧道）撞到桌子後手麻，是人人都有的經驗，也和肘隧道症候群的症狀相似。尺神經會穿過肘隧道，當尺神經被肌肉及骨骼壓迫或拉扯時，便會手麻。

特徵 出現麻木感的部位只有小拇指那一側的前臂，以及小拇指與無名指的一部份。長時間壓迫手肘內側，或睡眠中無意識保持手肘彎曲的姿勢，都容易讓手麻的情況變嚴重。

其他Q&A

Q 很不舒服的時候，可以揉一揉有症狀的地方嗎？

A 做伸展操的效果比較好。

假如揉一揉或敲一敲會比較好的話，只要力道不要太大，覺得舒服都沒問題。不過，這樣的效果只是一時的，症狀很快就會再度出現。

肩頸操可以更有效地作用在肩頸的肌肉，因此建議做肩頸操緩解症狀。

Q 貼藥布會比按摩有效嗎？

A 貼藥布的效果當然也只是一時而已。

藥布具有止痛成分，藥效會透過皮膚滲透到肌肉，貼著藥布以及剛撕下藥布的那段期間，貼著的部位都會減少發炎，稍微減輕症狀。

許多人都以為貼藥布就能治好肩頸痠痛或疼痛，但其實藥布跟按摩，都不能從根本改善問題。

Q 不舒服的時候可以熱敷嗎？

A 如果是慢性症狀，熱敷也許可以幫助緩解。

如果有頸椎病造成的慢性肩頸痠痛或疼痛，通常肩頸的肌肉都會僵硬緊繃，而且身體的血液循環也不好。

這種情況進行熱敷確實能夠放鬆肌肉，促進血液循環，有效減輕肩頸痠痛或疼痛的症狀。

使用熱水袋或暖暖包，或是浸泡熱水澡等等，都是不錯的方法。

我建議的方式是使用貼式暖暖包。暖暖包不僅可以長時間維持溫度，也能直接針對效果最好的部位進行熱敷。

效果最好的部位指的是第21頁介紹的斜方肌及提肩胛肌。左右兩邊的肩部與背部都要貼上暖暖包，才能確實熱敷到這兩塊肌肉。

使用暖暖包時請注意不要直接接觸肌膚，以免造成低溫灼傷。

Q 不舒服的時候可以冰敷嗎？

A 如果是急性疼痛的話，冰敷確實可以舒緩疼痛。

落枕等原因造成肩頸突發急性疼痛時，冰敷可以減輕患部的發炎狀態，或是讓傳達痛覺的神經減緩傳遞速度，緩解患部的疼痛症狀。

如果是急性疼痛，可以用冰敷袋冰敷患部。另外，許多人都以為藥布有冰敷的效果，但其實並不然。

除了急性疼痛或強烈疼痛以外，其他情況都不建議冰敷患部。

這幾年的夏季都是連日不斷的酷熱高溫，所以許多人經常使用冰敷頸部周圍的降溫用品，防止在炎熱的天氣裡中暑。但其實這些降溫的用品都會讓肌肉僵硬，影響血液循環。

此外，吹太多冷氣讓身體太涼，或電風扇長時間吹著肩頸，也會造成身體的肌肉僵硬，讓肩頸痠痛的情況惡化。夏日若要幫身體降溫，請務必多加注意溫度的控管。

Q 轉動脖子發出咔咔聲的時候會覺得症狀好一點，我可以這樣做嗎？

A 不太建議這麼做。

在脊骨神經醫學的治療過程中，矯正患部的關節時也會發出咔咔聲。自己轉脖子發出聲音就跟這個情況很相似，可能也讓人覺得很舒服。

但是，脊骨神經醫學治療只會針對無法順利活動的關節部分進行矯正，跟自己轉脖子的情況不一樣。

自己轉脖子的時候，本來沒有問題的正常關節也會跟著活動。要是習慣做這個動作，原本健康的正常關節可能會變得太鬆。所以，還請各位注意不要養成轉脖子發出咔咔聲的習慣。

Q 為什麼有時早上起來會覺得症狀特別明顯？

A 也許晚上睡覺時還在磨牙等等，身體依舊保持緊張狀態。

正常來說，睡覺可以讓身體放鬆，所以早上起床的時候應該會覺得肩頸比較不緊繃，症狀也會減輕一些。假如早上起床後反而覺得症狀更明顯的話，可能是因為睡覺時還在磨牙或太用力咬牙，造成肩頸持續出力，或者因為發生睡眠呼吸中止症（睡覺時反覆出現短暫的呼吸中止），讓身體處於緊張狀態。

有這些情況的人可以透過治療來改善。磨牙或用力咬牙的問題請前往牙科就醫；睡眠呼吸中止症的問題請前往胸腔內科或耳鼻喉科。

Q 哪些營養保健品對頸椎病有幫助？

A 比起補充營養保健品，每天攝取均衡的飲食更重要。

目前並沒有任何一種營養保健品（營養補充品）證實可以有效改善頸椎病的症狀。

比起依賴營養保健品，更重要的應該是注重日常飲食。

因為肌肉、骨骼、軟骨、韌帶、神經、血液等一切的人體組織，都是由日常攝取的營養組成。

飲食容易過於清淡、簡單的年長者，或是正在減肥瘦身的人，都要注意這一點。這兩個族群的人更應該積極地攝取蛋白質、維生素、礦物質等營養。

尤其魚、肉、蛋的蛋白質是構成人體組織的基礎，絕對不能缺乏。另外，當身體缺乏鈣質等礦物質時，則會加劇骨質疏鬆症的情況，頸椎也會容易有變形的問題。

除了以上這些營養以外，當然還必須攝取各種其他種營養素，才有助於維持健康的生活。請各位想一想如何維持均衡的營養，讓每一天的飲食更加充實吧。

Q 肩頸不舒服的時候，也會覺得頭痛，這兩件事之間有關係嗎？

A 這種情況的頭痛可能是頸因性頭痛。

穿過頸椎中間的脊髓跟腦部的神經一樣都屬於中樞神經。當頸椎有異常狀況時，可能就會經由頸椎中間的脊髓刺激腦部的神經，進而引起頭痛，稱為頸因性頭痛。

只要透過肩頸操或脊骨神經醫學的治療方式改善頸椎狀態，應該就能緩解這種頭痛症狀。

Q 眼睛疲勞跟肩頸不舒服有關嗎？

A 有很大的關係。

不管是眼睛疲勞還是肩頸不適，都是交感神經在亢奮時容易出現的狀況，所以也很常同時發生。

容易同時出現這兩種狀況的人要有好好放鬆的時間，盡量讓眼睛多休息，也讓肩膀放輕鬆。

眼鏡或隱形眼鏡不適合、手機或平板的螢幕太亮，都容易讓眼睛疲勞。若能改善這兩種情況，眼睛就不會那麼容易疲勞，肩頸痠痛的問題可能也會跟著改善。

Q 肩頸痠痛跟腸胃不舒服有關係嗎？

A 交感神經的作用可能會讓兩者都受到影響。

頸椎跟腸胃之間有一段距離，也許認為肩頸的不舒服跟腸胃的不舒服有關連性的人並不多。

不過，壓力不僅會引起肩頸痠痛等問題，有時也會引起內臟不舒服。因為壓力會讓交感神經亢奮，造成內臟的功能低下。

另外，駝背的姿勢也可能壓迫內臟，引起腸胃功能障礙。

而證據就是許多駝背的人在接受脊骨神經醫學治療之後，腸胃的狀態都得到了改善。

Q 有頸部揮鞭症的人也可以做肩頸操嗎？

A 在慢性期的階段也許能幫助改善症狀。

頸部揮鞭症候群（外傷性頸部症候群、頸椎扭傷）是由於交通事故等因素造成頸部受到強大外力衝擊所導致的頸部傷害。

在出現症狀後的一週左右都屬於急性期，這時最好讓頸部維持穩定狀態，所以不建議進行本書的肩頸操。因為頸部揮鞭症的急性期可能會出現暈眩、噁心等症狀。

假如本來就有頸椎病的傾向，後來又發生頸部揮鞭症候群，這時只治療頸部揮鞭症可能會很難痊癒。

假如距離發生頸部揮鞭症候群已經過了2～3個月，疼痛感卻還是遲遲未消失，就要懷疑是不是併發頸椎病。這時不妨試試看肩頸操。

不過，請務必先與醫生討論再決定是否進行。

案例分享！難受的頸椎病改善實證

案例1 鍥而不捨地持續做肩頸操，最後成功改善頸椎過直

階段1 K・S小姐（20多歲女性）

K・S小姐是一名派遣社員，在公司已有兩年的工作經歷。公司每2個星期就會有一次的業務繁忙期，K・S小姐整天都要坐在電腦前面處理工作，那段時間一定會出現肩頸痠痛以及頭痛。

骨科醫生告訴她「這是頸椎過直引起的肩頸痠痛」，並且開了藥布給K・S小姐。此外，K・S小姐也開始進行熱療、按摩治療。K・S小姐覺得熱療跟按摩沒什麼效果，而且業務繁忙期結束以後，症狀就跟著減輕了，所以後來便停止熱療、按摩治療。

但是，只要工作一忙碌起來，K・S小姐又會立刻出現症狀……。這樣的情況持續大約1年之後，K・S小姐就來到了竹谷內醫院。

K・S小姐有駝背的問題，肩膀、頸部以及上背部的肌肉都非常僵硬。我用脊骨神經醫學的骨骼矯正幫K・S小姐放鬆肌肉，也指導她進行肩頸操，並且請她之後還要繼續來治療。

K・S小姐就算工作再忙碌，還是堅持早、中、晚各做一遍肩頸操。

持續進行治療1個半月後，K・S小姐就算遇到業務繁忙期也不會再出現頭痛或肩頸痠痛，駝背與頸椎過直造成頭部往前伸的體態也漸漸改善了。

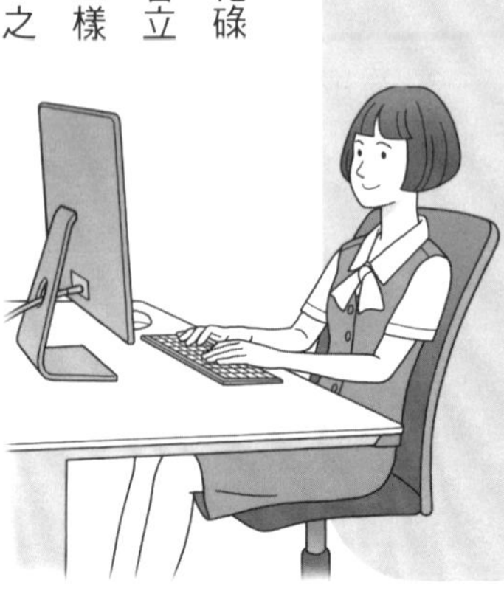

案例 2

找出頸椎病的原因在於姿勢不良，從根本解決疼痛問題

階段2

H・I先生（30多歲男性）

H・I先生是一名系統工程師，大概從10年前就一直有肩頸痠痛的困擾。透過骨科安排的影像檢查，發現H・I先生的頸椎共有3個地方長了小骨刺。就在H・I先生來到竹谷內醫院的4年前，他只要一把頭往右轉，頸部就會出現刺痛感。

而且，疼痛的部位大概1年會出現2次的劇烈疼痛，H・I先生每次都會到骨科拿止痛藥，並且進行頸部的牽引治療，以減緩頸部的疼痛。但是，這種疼痛的次數愈來愈多，強度也愈來愈強。於是H・I先生最後來到竹谷內醫院。

H・I先生是個生活相當健康的人，年少時完成好幾次的馬拉松，25歲以後則是每週游泳1～2遍。但是，他的肩頸卻有非常大範圍的肌肉僵硬問題。

與H・I先生談過以後，得知他好像從小就經常被周圍的人說姿勢不良，而他確實有駝背的壞習慣，頸椎的動作也很僵硬。

據H・I先生表示，他平日一整天都會非常專注用筆電工作，這難怪他的頸部會感到疼痛。

我為H・I先生進行脊骨神經醫學的骨骼矯正，同時指導他進行肩頸操。另外，我也建議他將肩頸操的重點放在右側肩頸，並且請他改善使用筆電工作的環境（參考第110頁）。

H・I先生本來不覺得身體的姿勢跟頸部疼痛之間有關連性，不過就在持續進行治療約3個星期後，H・I先生表示改善姿勢對於減輕頸部疼痛真的很有效。

H・I先生改掉了一直以來的不良姿勢，甚至還把之前坐的椅子換成了背部能夠完整靠著椅背的椅子。

最後，H・I先生進行了2個月左右的治療，頸部疼痛的問題幾乎都消失，不必再來進行治療。

案例 3

養成放鬆身心的習慣，不再覺得每天都煎熬

階段2

A・M小姐（40多歲女性）

A・M小姐從10多歲開始就有肩頸痠痛的煩惱，35歲以後更是出現頸部疼痛的困擾。她前往骨科就醫，進行藥物治療以及一週一次的物理治療（牽引、按摩、低週波治療）。

但是，頸部疼痛的情況在A・M小姐前來竹谷內醫院的半年前開始惡化，讓她痛得難以忍受。A・M小姐的頸部以及肩胛骨周圍（肩胛骨間）的左側會出現鈍痛感，只要把脖子往後仰，疼痛感就會加劇。尤其是漱口或是要拿高處的物品時，這些動作都會讓她倍感痛苦。

A・M小姐也嘗試了針灸治療，但效果好像很短暫，後來她就來到了竹谷內醫院。

A・M小姐要照顧小孩還要做家務，忙碌到無暇休息，身體過於勞累，造成她的肩膀、頸部以及胸椎都有大面積的僵硬緊繃。

我為A・M小姐進行脊骨神經醫學的骨骼矯正治療，並指導她進行肩頸操以及如何改善姿勢。

除此之外，她似乎是個做事非常認真的人，身體總是會不自覺地在出力，所以我告訴她：「一天做個5次、10次都好，請妳試著拋開思緒，讓自己放輕鬆。」另外，也建議每天午睡15分鐘左右。

A・M小姐花了1個月以上的時間才改善了症狀，但自從她開始學習瑜珈與冥想，懂得如何讓自己放輕鬆以後，她的肌肉就慢慢變軟，最後頸部疼痛都消失了。A・M小姐很開心，不但頸部的疼痛消失，本來已經置之不理困擾她多年的肩頸痠痛問題，最後也一起解決了。

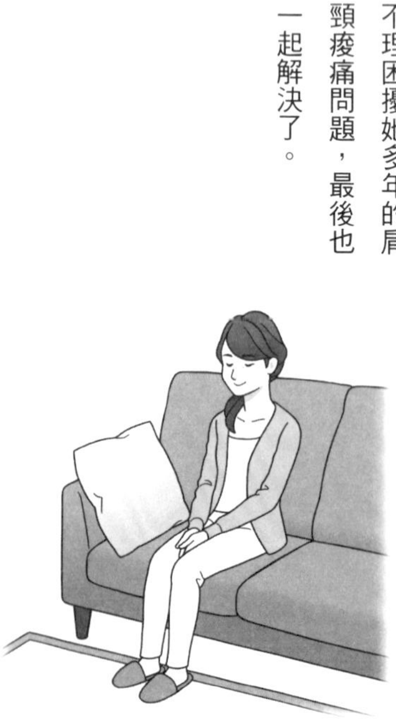

案例4 學會如何好好伸展頸部以後，立刻出現症狀改善的徵兆

階段3

N・O先生（50多歲男性）

N・O先生是計程車司機，長年肩頸痠痛，但覺得這是開計程車的職業病，所以也不打算處理。不過，就在N・O先生前來竹谷內醫院的5個月前，他開始出現左手疼痛跟左手大拇指發麻的症狀，而且半夜還會因此醒來，讓他感到很困擾。就連白天開車的時候，手臂也會隱隱作痛得受不了。

骨科醫師說N・O先生的第4、5節頸椎之間以及第5、6節頸椎之間狹窄，是神經根型的頸椎病，所以N・O先生開始服用止痛藥，以及每週做3次的牽引治療。但是持續治療2個月後，N・O先生的症狀依然沒有改善，換成更強效的止痛藥也不見效果。

於是，N・O先生來到了竹谷內醫院。

N・O先生的肩頸非常地僵硬緊繃，頸椎的動作也很僵硬。我建議他持續來做脊骨神經醫學的骨骼矯正治療，而且不要隔太多天才來，也指導他進行肩頸操。

另外，我還告訴他要如何調整計程車的駕駛座椅，開車時才不會讓肩膀懸空（我很詳細地告訴他如何調整駕駛座椅，後來聽N・O先生表示把座椅調到正確位置的效果真的很好）。

N・O先生持續治療2個星期以後還是看不到症狀有所改善。我發現可能是他做「頸部伸展」的方式不太對，於是再次指導他做頸部伸展，告訴他不可以只是把頭垂下來，一定要確實地把脖子往前彎。在N・O先生重新調整頸部伸展的動作以後，過了一個星期就看見治療的效果，持續進行1個月，症狀幾乎都消失了。聽說已經能夠一夜好眠，也不再有手痛或手麻的困擾妨礙他工作了。

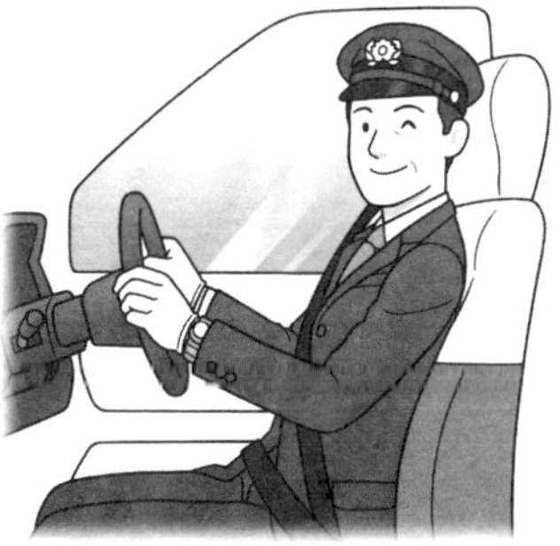

【作者】

竹谷內康修

竹谷內醫院院長，骨科醫師及脊骨神經醫師。出生於日本東京都。2000年自東京慈惠會醫科大學畢業後，進入福島縣立醫科大學骨科從事臨床醫療三年。2003年前往美國國家健康科學大學留學，攻讀脊骨神經醫學。2006年以第一名的成績自美國國家健康科學大學畢業。2007年於東京車站附近開設以脊骨神經醫學為主體的專業手技療法診所（竹內谷醫院），致力於肩頸痠痛、頸部疼痛、手臂麻木、腰痛、腰椎椎管狹窄症、關節疼痛等疼痛問題的手技治療。經常登上電視、報紙及雜誌等媒體，以淺顯易懂的方式講解健康知識。祖父、父親為日本脊骨神經醫學的先驅者。著有《腰痛を根本から治す》（寶島社）、《腰・首・肩のつらい痛みは2分で治る!》（寶島社）、《日本三代名醫の肩頸自療法》（方言文化）等書籍。

【參考文獻】

『整形外科 外来シリーズ 5 頸椎の外来』菊地臣一ほか編集（メジカルビュー社）、『標準整形外科学』寺山和雄ほか監修（医学書院）、『今日の整形外科治療指針 第 5 版』二ノ宮節夫ほか編集（医学書院）、『オーチス㈦キネシオロジー 身体運動の力学と病態力学』山崎敦ほか監訳（ラウンドフラット）、『筋骨格のキネシオロジー』嶋田智明ほか監訳（医歯薬出版）、『ビジネスパーソンのための快眠読本』白川修一郎著（ウェッジ）、『すべての疲労は脳が原因』梶本修身著（集英社）、田原昭彦ほか：「眼精疲労」『医学と薬学』67：13-18, 2012（自然科学社）、Hansraj K.K.：Assessment of Stresses in the Cervical Spine Caused by Posture and Position of the Head."Surg. Technol. Int." 25:277-279,2014

【STAFF】

封面設計　柿沼みさと
本文設計＆DTP　島崎幸枝
攝影　谷山真一郎
插圖　勝山英幸
妝髮　川原恵美
模特兒　丹羽奏恵（オスカープロモーション）
編輯製作　風土文化社（中尾道明）

竹谷內式肩頸伸展操
頸椎病的自我療癒

出　　版／楓葉社文化事業有限公司
地　　址／新北市板橋區信義路163巷3號10樓
郵政劃撥／19907596　楓書坊文化出版社
網　　址／www.maplebook.com.tw
電　　話／02-2957-6096
傳　　真／02-2957-6435
作　　者／竹谷內康修
翻　　譯／胡毓華
責任編輯／林雨欣
內文排版／楊亞容
港澳經銷／泛華發行代理有限公司
定　　價／380元
初版日期／2023年12月

國家圖書館出版品預行編目資料

竹谷內式肩頸伸展操　頸椎病的自我療癒 / 竹谷內康修作；胡毓華譯. -- 初版. -- 新北市：楓葉社文化事業有限公司, 2023.12　面；　公分

ISBN 978-986-370-631-1（平裝）

1. 頸部　2. 健康法

416.612　　112018093